高级卫生专业技术资格考试用书

肾内科学全真模拟试卷与解析

（副主任医师/主任医师）

全真模拟试卷

主　编　田　密

副主编　吴　岩　苏晓晓　李　雪　黄　群

编　委　吴　私　张永哲　陈　杰　赵自霞　彭　慧

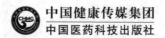

中国健康传媒集团

中国医药科技出版社

内 容 提 要

　　根据人力资源和社会保障部、卫健委《关于深化卫生事业单位人事制度改革的实施意见》和《加强卫生专业技术职务评聘工作的通知》，高级卫生专业技术资格采取考试和评审结合的办法取得。本书是"高级卫生专业技术资格考试用书"系列之一，紧扣高级卫生专业技术资格考试前沿与新版考纲，包括两个分册："全真模拟试卷"包含题型说明与6套高度仿真模拟试卷，其所设题目数量、题型比例分配、难易程度、考核知识点构架均严格模拟真题；"答案解析"为6套模拟试卷的全解析版，有助于考生及时检验复习效果，有的放矢地归纳、梳理并记忆考试重点、难点与易错点。本书主要适用于参加卫生专业技术资格高级职称考试（副高、正高）评审申报人员在最后阶段冲刺备考，高分通过考核。

图书在版编目（CIP）数据

肾内科学全真模拟试卷与解析/田密主编 . —北京：中国医药科技出版社，2023.12
高级卫生专业技术资格考试用书
ISBN 978 - 7 - 5214 - 4419 - 3

Ⅰ.①肾…　Ⅱ.①田…　Ⅲ.①肾疾病 - 诊疗 - 资格考试 - 题解　Ⅳ.①R692 - 44

中国国家版本馆 CIP 数据核字（2023）第 227305 号

美术编辑　陈君杞
责任编辑　常　地
版式设计　友全图文

出版　**中国健康传媒集团** | 中国医药科技出版社
地址　北京市海淀区文慧园北路甲 22 号
邮编　100082
电话　发行：010 - 62227427　邮购：010 - 62236938
网址　www.cmstp.com
规格　787 × 1092 mm $^1/_{16}$
印张　9 $^3/_4$
字数　205 千字
版次　2023 年 12 月第 1 版
印次　2023 年 12 月第 1 次印刷
印刷　北京紫瑞利印刷有限公司
经销　全国各地新华书店
书号　ISBN 978 - 7 - 5214 - 4419 - 3
定价　**48.00 元**

获取新书信息、投稿、为图书纠错，请扫码联系我们。

题型说明

一、单选题：每道试题由 1 个题干和 5 个备选答案组成，题干在前，选项在后。选项 A、B、C、D、E 中只有 1 个为正确答案，其余均为干扰选项。

例：每个肾脏由约 100 万个肾单位组成，肾单位应包括

    A. 肾小球 + 肾小囊

    B. 肾小球 + 肾小管

    C. 肾小球 + 肾小囊 + 肾小管

    D. 肾小球 + 间质 + 集合管

    E. 肾小体 + 系膜细胞

    答案： C

    解析： 肾单位是肾脏的结构和功能单位。肾单位由肾小球、肾小囊和肾小管组成。

二、多选题：每道试题由 1 个题干和 5 个备选答案组成，题干在前，选项在后。选项 A、B、C、D、E 中至少有 2 个正确答案。

例：关于肾锥体，叙述正确的是

    A. 肾锥体位于肾髓质

    B. 肾锥体含有肾小球

    C. 肾锥体具有集合管

    D. 肾锥体将尿液排空到肾盏

    E. 肾锥体位于肾皮质

    答案： ABCD

    解析： 肾锥体是肾脏的结构之一，位于肾髓质中。它的形状类似于锥形，由许多肾小管和集合管组成。肾锥体的顶部称为肾乳头，乳头上有开口的小孔，通过这些小孔，尿液从集合管排空到肾盏中。肾锥体含有肾小球，肾柱位于肾锥体之间，两者共同构成肾髓质。选项 E 错误。

三、共用题干单选题：叙述一个以单一患者或家庭为中心的临床情景，提出 2~6 个相互独立的问题，问题可随病情的发展逐步增加部分新信息，每个问题只有 1 个正确答案，以考查临床综合能力。答题过程是不可逆的，即进入下一问后不能再返回修改所有前面的答案。

例：患者，男，20 岁。因"双下肢水肿 1 周"就诊。既往体健。尿常规：尿蛋白（+++）；24 小时尿蛋白定量 4.5g；肾功能在正常范围。

1. 该病例考虑肾脏疾病的定位诊断，最可能的是

    A. 肾小球疾病   B. 肾小管疾病

    C. 肾血管疾病   D. 肾间质疾病

    E. 肾脏邻近器官疾病

    答案： A

    解析： 肾小球是肾脏的一个重要部分，负责过滤血液并排出废物和多余的液体。在肾小球疾病中，肾小球的结构和功能受损，导致尿蛋白的泄漏和水肿的发生。尿蛋白（+++）和 24 小时尿蛋白定量 4.5g 表明患者存在明显的蛋白尿，这是肾小球疾病的典型表现。其他肾小球疾病的常见症状还包括血尿、高血压和肾功能损害。因此，根据患者的临床表现和检查结果，最可能的肾脏疾病定位诊断是肾小球疾病。

2. 该患者发生大量蛋白尿的机制为

    A. 肾小球滤过功能受损

    B. 肾小管重吸收功能受损

    C. 肾小管酸化功能受损

    D. 尿路病变分泌大量蛋白

E. 肝脏合成大量蛋白

答案： A

解析： 在肾小球滤过功能受损的情况下，滤过膜的选择性受到破坏，导致蛋白质从血液中泄漏到尿液中，形成蛋白尿。在本例中，尿蛋白（＋＋＋）和24小时尿蛋白定量4.5g表明患者存在明显的蛋白尿，这提示肾小球滤过功能受损。因此，根据患者的临床表现和检查结果，最可能导致该患者发生大量蛋白尿的机制是肾小球滤过功能受损。

四、案例分析题： 每道案例分析题至少3～12问。每问的备选答案至少6个，最多12个，正确答案及错误答案的个数不定。考生每选对一个正确答案给1个得分点，选错一个扣1个得分点，直至扣至本问得分为0，即不含得负分。案例分析题的答题过程是不可逆的，即进入下一问后不能再返回修改所有前面的答案。

例： 患者，女，57岁。患者1周前无明显诱因下出现腹痛、腹泻，排便后腹痛可好转，腹痛以脐周为主，在家自行服用"氟哌酸"后自感症状好转，故未及时就诊。昨日患者无明显诱因下出现恶心，呕吐胃内容物1次，呈咖啡色，尿量明显减少，伴有腰痛、乏力，今晨起眼睑水肿，双侧足踝水肿，来院就诊。查体：血压155/95mmHg，双侧眼睑水肿，两肺呼吸音粗，未闻及干湿性啰音，心率88次/分，腹软，无明显压痛、反跳痛，双下肢轻度水肿。实验室检查：血红蛋白88g/L，网织红细胞增高，血小板65×10^9/L；凝血酶原时间延长，纤维蛋白原降低；镜下红细胞16个/HP，尿蛋白（＋＋＋），可见白细胞及管型；肾功能：肌酐227μmol/L；电解质：血钾5.8mmol/L；呕吐物隐血试验结果阳性。

1. 该患者可能的诊断为

A. 急性胃肠炎，电解质紊乱

B. 药物性肝肾损害

C. 溶血性尿毒综合征

D. 过敏性胃肠炎，胃肠型紫癜

E. 急性溶血性黄疸

F. 高尿酸血症肾病

答案： C

解析： 该患者为女性，成年发病；发病前有腹泻、腹痛等肠道感染病史；短期内出现恶心，呕吐咖啡色液体，出现水肿、腰酸、乏力等，查体血压偏高，眼睑、下肢水肿；实验室检查发现血红蛋白、血小板下降，肾功能异常，小便异常，出、凝血时间异常，血压偏高，电解质紊乱。综合考虑，符合以溶血性贫血、血小板减少以及急性肾衰竭为特征的溶血性尿毒综合征（HUS）的诊断。

2. 应与哪些疾病进行鉴别诊断

A. 急性肾损伤

B. 溶血性贫血

C. 系统性小血管炎

D. DIC

E. 过敏性紫癜肾炎

F. IgA 肾病

答案： ABCD

解析： 该患者的临床表现和实验室检查结果提示存在肾功能损害、凝血功能异常、溶血性贫血和肾脏病变，因此应与以下疾病进行鉴别诊断：①急性肾损伤，该患者存在肾功能异常，肌酐升高，尿蛋白增多，与急性肾损伤的表现一致。②溶血性贫血，该患者出现贫血，血红蛋白降低，网织红细胞增高，血小板减少，与溶血性贫血的表现一致。③系统性小血管炎，该患者出现眼睑水肿，双侧足踝水肿，与系统性小血管炎的表现一致。④DIC，该患者出现凝血酶原时间延长，纤维蛋白原降低，与DIC的凝血功能异常一致。虽然该患者有过敏症状（恶心、呕吐），但该患者的临床表现和目前的实验室检查结果不典型。综上所述，应与急性肾损伤、溶血性贫血、系统性小血管炎和 DIC 进行鉴别诊断。

3. 需要进一步进行的检查是

A. 血涂片检查

B. 肾组织病理检查

C. 病原学检查

D. 免疫荧光检查

E. 肾活检

F. 抗核抗体测定

答案： ABCD

解析： 根据患者的症状和实验室检查结果，可以怀疑患者可能患有肾小球肾炎。血涂片检查可以判断是否存在溶血性贫血或其他血液病变。肾组织病理检查可以确定是否存在肾小球肾炎，并进一步明确病变的类型和程度。病原学检查可以了解是否存在感染引起的肾炎，如链球菌感染等。免疫荧光检查可以检测肾小球中是否存在免疫复合物的沉积，进一步确定肾小球肾炎的类型。因此，选项 A、B、C、D 都是进一步评估患者肾炎的重要检查。肾活检和抗核抗体测定可能在其他情况下有用，但在这种情况下不是首选。

4. 目前治疗方案有

A. 血浆置换，辅助应用抗血小板药物

B. 应用血管紧张素转换酶抑制剂

C. 应用钙通道阻滞剂

D. 应用血管扩张剂

E. 应用血管紧张素 Ⅱ 受体拮抗剂

F. 应用糖皮质激素及免疫抑制剂

G. 透析治疗

H. 肾移植

答案： ABCDEFGH

解析： 血浆置换可以清除体内的炎症介质和免疫复合物，减轻肾小球的炎症反应。抗血小板药物可以减少血小板聚集，防止血栓形成。血管紧张素转换酶抑制剂（ACEI）、血管紧张素 Ⅱ 受体拮抗剂（ARB）、钙通道阻滞剂、血管扩张剂可以降低血压，减少肾小球的滤过压力，保护肾脏功能。糖皮质激素和免疫抑制剂可以抑制免疫系统的异常活动，减轻肾小球的炎症反应。透析治疗可以帮助清除体内的代谢产物和水分，维持体液平衡。对于慢性肾衰竭的患者，肾移植是一种有效的治疗方法。

5. 该患者可能出现的并发症有

A. 充血性心力衰竭

B. 肺水肿

C. 高血压脑病

D. 代谢性酸中毒

E. 慢性肾功能不全

F. 神经系统损害后遗症

答案： ABCDEF

解析： HUS 急性期可出现各种急性肾衰竭的并发症如充血性心力衰竭、肺水肿、高血压脑病、高钾血症、代谢性酸中毒等。HUS 慢性期可出现慢性肾功能不全，神经系统损害后遗症，如智力低下、肢体瘫痪、精神行为异常以及癫痫发作等。

目录

· 全真模拟试卷（一）
.... 1

· 全真模拟试卷（二）
.... 14

· 全真模拟试卷（三）
.... 27

· 全真模拟试卷（四）
.... 39

· 全真模拟试卷（五）
.... 52

· 全真模拟试卷（六）
.... 64

全真模拟试卷（一）

一、单选题：每道试题由 1 个题干和 5 个备选答案组成，题干在前，选项在后。选项 A、B、C、D、E 中只有 1 个为正确答案，其余均为干扰选项。

1. 关于肾脏的解剖及作用，错误的是
   A. 肾实质主要由肾单位聚集构成
   B. 每个肾单位包括肾小体和肾小管
   C. 两肾的水平高度相等
   D. 肾小管包括近曲小管、髓襻和远曲小管
   E. 肾小管的主要作用是水分的重吸收

2. 每个肾脏由约 100 万个肾单位组成，肾单位应包括
   A. 肾小球 + 肾小囊
   B. 肾小球 + 肾小管
   C. 肾小球 + 肾小囊 + 肾小管
   D. 肾小球 + 间质 + 集合管
   E. 肾小体 + 系膜细胞

3. 肾小球滤过膜的构成主要有
   A. 内皮细胞层 + 基膜
   B. 内皮细胞层 + 系膜基质 + 上皮细胞层
   C. 内皮细胞层 + 间质 + 上皮细胞层
   D. 内皮细胞层 + 基膜 + 上皮细胞层
   E. 内皮细胞层 + 基膜 + 系膜基质

4. 急性弥漫性增生性肾小球肾炎时，肾小球内增生的细胞主要为
   A. 肾小囊脏层上皮细胞和壁层上皮细胞
   B. 肾小囊壁层上皮细胞及毛细血管内皮细胞
   C. 肾小囊脏层上皮细胞及系膜细胞
   D. 肾小球毛细血管内皮细胞和系膜细胞
   E. 肾小球周围的成纤维细胞

5. IgA 肾病的临床表现最常见的是
   A. 蛋白尿   B. 血尿
   C. 发热   D. 腰痛
   E. 尿痛

6. IgA 肾病的诊断主要依靠
   A. 尿常规
   B. 肾功能检查
   C. 血清免疫学检查
   D. 肾活检
   E. 自身抗体谱

7. 乙肝病毒相关性肾炎，肾功能正常，24 小时尿蛋白 1g，可以采用
   A. 类固醇激素联合细胞毒药物
   B. 血管紧张素转换酶抑制剂
   C. 干扰素或核苷类似物
   D. 类固醇激素
   E. 细胞毒药物

8. 关于狼疮性肾炎肾小球硬化的表现，正确的是
   A. 狼疮早期肾小球显示严重及广泛损伤
   B. 累及部分肾小球的硬化
   C. 常见球囊粘连
   D. 表现为 3～4 个小叶的节段性硬化
   E. 早期可见大部分肾小球呈球性硬化

9. 单侧肾动脉狭窄可导致
   A. 单侧肾萎缩   B. 双侧肾增大
   C. 单侧肾增大   D. 双侧肾萎缩
   E. 单侧肾积水

10. 下列哪项不是血浆置换的适应证

A. 吉兰－巴雷综合征

B. 溶血尿毒症综合征

C. 灾难性抗心磷脂抗体综合征

D. 多发性骨髓瘤

E. 急性肾炎综合征

11. 关于肾小管性酸中毒Ⅳ型，其主要特征是

 A. 高氯性代谢性酸中毒（AG 正常）及低钾血症

 B. 肾性糖尿病、全氨基酸尿

 C. 高氯性代谢性酸中毒（AG 正常）及低磷血症

 D. 高氯性代谢性酸中毒（AG 正常）及高钾血症

 E. 高氯性代谢性酸中毒（AG 正常）及低钙血症

12. 关于慢性肾小管间质性肾炎，其肾小球的病理表现为

 A. 弥漫性增生

 B. 细胞性新月体形成

 C. 节段性纤维素样坏死

 D. 缺血性皱缩或硬化

 E. 纤维性新月体形成

13. 范科尼综合征的受累部位主要为

 A. 髓袢升支对水通透性异常

 B. 髓袢升支对 Cl^- 转运异常

 C. 远端肾小管

 D. 近端肾小管

 E. 肾集合小管

14. 下列最常见的尿路感染为

 A. 慢性肾盂肾炎 B. 急性肾盂肾炎

 C. 肾结核 D. 急性膀胱炎

 E. 无症状细菌尿

15. 妊娠期高血压疾病患者使用硫酸镁治疗过程中出现中毒反应，应首选的解毒药物是

 A. 咖啡因 B. 洛贝林

C. 可拉明 D. 葡萄糖酸钙

E. 硫代硫酸钠

16. 慢性肾衰竭代偿期的标准为

 A. 肌酐清除率 50% ~ 80%，血肌酐 133 ~ 177μmol/L

 B. 肌酐清除率 25% ~ 50%，血肌酐 133 ~ 186μmol/L

 C. 肌酐清除率 15% ~ 25%，血肌酐 186 ~ 442μmol/L

 D. 肌酐清除率 < 10% ~ 25%，血肌酐 > 442μmol/L

 E. 肌酐清除率 < 5%，血肌酐 > 707μmol/L

17. 一般情况下，透析用临时导管置入的首选部位是

 A. 右侧锁骨下静脉 B. 左颈内静脉

 C. 右股静脉 D. 左股静脉

 E. 右颈内静脉

18. 利福平肾病患者出现肾衰竭，应及时进行

 A. 输血浆治疗

 B. 去纤维肽治疗

 C. 透析治疗

 D. 抗凝药及抗血小板药治疗

 E. 血浆置换治疗

19. 患者，女，79 岁。因"夜尿增多 1 年"来医院就诊，有高血压病史 30 余年。尿常规：尿蛋白（＋），尿比重 1.005，尿隐血（－），尿渗透压降低；24 小时尿蛋白定量 0.9g；血清白蛋白 42g/L，血肌酐 79μmol/L；尿蛋白电泳提示以小分子蛋白为主。该患者发生蛋白尿的机制是

A. 肾小球滤过功能受损

B. 肾小管重吸收功能受损

C. 尿路病变分泌大量蛋白

D. 体内合成大量蛋白，经肾脏排泄增多

E. 生理性蛋白尿

20. 患者，男，25 岁。间断咳嗽、咳痰带血 1 个月，乏力、纳差伴有少尿、水肿 1 周。实验室检查：尿蛋白（＋＋），尿沉渣红细胞 8～10 个/HP，血红蛋白 80g/L，血肌酐及尿素氮均升高，抗肾小球基底膜抗体（＋），AN-CA 阴性。其肾活检最可能的免疫病理所见是

A. IgG 和 C3 呈线条状沉积于毛细血管壁

B. IgG 和 C3 呈细颗粒状沿毛细血管壁沉积

C. IgG 和 C3 呈颗粒状沉积于系膜区及毛细血管壁

D. 无或仅微量免疫复合物沉积

E. IgG、IgA、IgM、C3 呈多部位沉积

21. 患者，男，26 岁。1 个月前患上呼吸道感染，近日水肿，持续少尿，肾功能进行性恶化。血压 150/90mmHg，尿蛋白（＋＋），红细胞 10～15 个/HP，血红蛋白 100g/L。其病理特点可能是

A. 系膜和基质增生，形成毛细血管襻的双轨现象

B. 弥漫增殖性病变

C. 系膜增殖性病变

D. 局灶节段性硬化

E. 广泛肾小球囊腔内新月体形成

22. 患者，男，21 岁。因乏力、纳差 1 个月，尿少、水肿及高血压 1 周就诊。实验室检查发现贫血，血尿，蛋白尿，补体 C3 正常，血肌酐和尿素氮均升高。B 超提示双肾增大。临床诊断为急性肾衰竭。如果血清抗肾小球基底膜抗体阳性，下列疾病中最可能的是

A. 急进性肾小球肾炎Ⅰ型

B. 过敏性紫癜

C. 狼疮性肾炎

D. 急性链球菌感染后肾小球肾炎

E. IgA 肾病

23. 患者，男，32 岁。反复发作肉眼血尿，感染后加重，无水肿、高血压及肾功能减退。最可能的诊断是

A. 泌尿系统肿瘤

B. 慢性肾小球肾炎

C. 急性肾小球肾炎

D. IgA 肾病

E. 急进性肾小球肾炎

24. 患者，男，52 岁。发热，关节痛，乏力 2 周，伴有恶心、呕吐，腹痛。实验室检查：血肌酐 500μmol/L，尿蛋白（＋＋），RBC 10～15 个/HP。胸片显示片状阴影，最可能的诊断是

A. 过敏性紫癜肾炎

B. 系统性红斑狼疮，狼疮性肾炎

C. 系统性小血管炎

D. 急性肾小球肾炎

E. 溶血尿毒症综合征

25. 患者，男，42 岁。肝移植术后，术前肾功能、尿常规未见异常，术中一过性血压 80/50mmHg，血尿素氮 17.8mmol/L，血肌酐 350μmol/L，血钠 132mmol/L，血钾 7.4mmol/L，二氧化碳结合力 12mmol/L。最可能的急性肾损伤原因是

A. 尿路梗阻

B. 急性肾小管坏死

C. 肝肾综合征

D. 双侧肾皮质坏死

E. 有效循环血量不足

二、多选题：每道试题由 1 个题干和 5 个备选答案组成，题干在前，选项在后。选项 A、B、C、D、E 中至少有 2 个正确答案。

26. 关于肾锥体，叙述正确的是

A. 肾锥体位于肾髓质

B. 肾锥体含有肾小球

C. 肾锥体具有集合管

D. 肾锥体将尿液排空到肾盏

E. 肾锥体位于肾皮质

27. 关于肾病综合征的典型表现，下列叙述正确的有

    A. 24 小时尿蛋白定量 >3.5g

    B. 水肿

    C. 高脂血症

    D. 血浆白蛋白 <30g/L

    E. 高凝状态

28. 下列关于狼疮性肾炎的病理描述，错误的有

    A. Ⅲ型和Ⅳ型狼疮性肾炎均为活动性狼疮性肾炎

    B. 小动脉纤维坏死、透明血栓形成、纤维素样新月体均提示急性病变

    C. 各种病理类型不会发生转换

    D. 足突融合是狼疮性肾炎特征性改变之一

    E. 狼疮性肾炎可引起足细胞病，不伴免疫复合物沉积

29. 恶性高血压最常见的首发症状为

    A. 体重下降   B. 视物模糊

    C. 头痛   D. 贫血

    E. 血尿

30. 下列疾病中，可引起肾实质性高血压的有

    A. 急性肾小球肾炎

    B. 多囊肾

    C. 慢性肾盂肾炎

    D. 肾小血管病变

    E. 慢性肾小球肾炎

31. 下列选项中，有助于鉴别良性高血压肾硬化症与肾实质性高血压的是

    A. 有无肾炎病史

B. 眼底改变

C. 水肿情况

D. 高血压与尿异常的先后关系

E. 肾穿刺病理

32. 肾小管性酸中毒的临床表现包括

    A. 少尿   B. 骨软化症

    C. 肾性佝偻病   D. 多饮

    E. 肾结石

33. 非遗传性肾囊肿性疾病包括

    A. 单纯性肾囊肿

    B. 多囊性肾发育不良

    C. 获得性肾囊肿

    D. 常染色体隐性多囊肾病

    E. 髓质囊性肾病

34. 输尿管芽与后肾中胚层相互诱导机制异常，可导致

    A. 集合系统发育异常

    B. 尿路梗阻

    C. 多囊性肾发育不良

    D. 双侧或单侧肾缺如

    E. 肾动脉发育异常

35. 尿路感染的临床症状比较复杂，其严重并发症包括

    A. 急、慢性肾盂肾炎

    B. 急、慢性膀胱炎

    C. 肾衰竭

    D. 感染性休克

    E. 败血症

36. 关于慢性肾盂肾炎的病理改变，下列叙述正确的是

    A. 肾盂、肾盏黏膜除有炎症改变外可形成瘢痕

    B. 肾小管上皮萎缩、退化，管腔内有渗出物

    C. 晚期可有一侧或双侧肾脏体积缩小

    D. 肾盂和肾盏变形、狭窄，肾实质内有明显炎症病灶

E. 肾小球伴有不同程度纤维化

37. 妊娠高血压的一线降压药物有
    A. 甲基多巴   B. 拉贝洛尔
    C. 硫酸镁   D. 肼屈嗪
    E. 硝苯地平

38. 临床上需要与先兆子痫相鉴别的是
    A. 慢性肾脏病
    B. 原发性高血压合并先兆子痫
    C. 缺血性肾病
    D. 白血病肾损害
    E. 低血压肾硬化症

39. 关于急性肾损伤（AKI）的叙述，正确的是
    A. 各种病因引起的短时间内肾脏功能快速减退的临床综合征
    B. 病因可按解剖部位分类为肾前性、肾性和肾后性
    C. 急性肾小管坏死是最常见的病理改变
    D. 高钾血症是致死的主要原因之一
    E. 仅少数患者肾功能达到完全恢复或部分恢复

40. 患者，女，46岁。因"交通事故双股骨干粉碎性骨折"入院。入院第二天，24小时尿量200ml。下列检验结果中，符合急性肾损伤的是
    A. 血红蛋白 109g/L
    B. 血尿素氮 14.3mmol/L
    C. 血磷 0.89mmol/L，血钙 2.96mmol/L
    D. 血钾 5.0mmol/L
    E. 血镁 1.4mmol/L

41. 肾小球增大可导致足细胞结构改变，包括
    A. 假囊肿形成
    B. 细胞体积变大
    C. 足突消失
    D. 吸附的小滴积聚

E. 最后脱落

42. 尿毒症患者的易感因素有哪些
    A. 内分泌功能紊乱
    B. 白细胞功能异常
    C. 体液缺乏
    D. 机体免疫力低下
    E. 继发性甲状旁腺功能亢进

43. 肾小球疾病所致的慢性肾衰竭，在临床上可出现
    A. 高血压   B. 蛋白尿
    C. 血尿   D. 贫血
    E. 低血压

44. 下列关于透析膜的尿素物质转运系数（KOA）的叙述，正确的是
    A. KOA < 600 则说明对尿素的清除率低
    B. 主要反映了对以尿素为代表的小分子溶质的清除效率
    C. KOA < 300 则说明对尿素的清除率低
    D. KOA 为 300~600，则反映对尿素的清除率为中等
    E. KOA > 600 则说明对尿素的清除率高

45. 腹膜透析的绝对禁忌证包括
    A. 腹部广泛粘连
    B. 不可修补的疝气
    C. 既往盆腔手术史
    D. 认知功能障碍且无照顾者
    E. 多囊肾

46. 下列属于肾移植绝对禁忌证的是
    A. 结核活动者
    B. 近期心肌梗死
    C. 过度肥胖者
    D. 严重营养不良者
    E. 血友病

47. 药物性肾病的消化系统症状包括

A. 食欲缺乏　　　　B. 呕吐、恶心

C. 腹泻、腹痛　　　D. 血压升高

E. 嗜睡

48. 蜂蜇伤后的表现有

A. 皮肤灼热　　　　B. 水肿

C. 头痛　　　　　　D. 高血压

E. 急性肾损伤

三、共用题干单选题：叙述一个以单一患者或家庭为中心的临床情景，提出2～6个相互独立的问题，问题可随病情的发展逐步增加部分新信息，每个问题只有1个正确答案，以考查临床综合能力。答题过程是不可逆的，即进入下一问后不能再返回修改所有前面的答案。

(49～50题共用题干)

患者，男，20岁。因"双下肢水肿1周"就诊。既往体健。尿常规：尿蛋白（+++）；24小时尿蛋白定量4.5g；肾功能在正常范围。

49. 该病例考虑肾脏疾病的定位诊断，最可能的是

A. 肾小球疾病

B. 肾小管疾病

C. 肾血管疾病

D. 肾间质疾病

E. 肾脏邻近器官疾病

50. 该患者发生大量蛋白尿的机制为

A. 肾小球滤过功能受损

B. 肾小管重吸收功能受损

C. 肾小管酸化功能受损

D. 尿路病变分泌大量蛋白

E. 肝脏合成大量蛋白

(51～52题共用题干)

患者，女，32岁。2周前低热，咽痛，1周来眼睑及面部轻度水肿，3天前突然剧烈头痛，抽搐，意识不清，数分钟后意识清醒。自诉剧烈头痛，呕吐1次，为食物残渣。既往高血压史。血压180/110mmHg，血红蛋白118g/L，尿蛋白（++），尿红细胞5～10个/HP，尿比重1.020，血尿素氮9.4mmol/L，眼底视盘轻度水肿。

51. 该患者最可能的诊断为

A. 慢性肾炎

B. 颅内占位性病变

C. 急性肾小球肾炎并发高血压脑病

D. 尿毒症性脑病

E. 化脓性脑膜炎

52. 下列诊断急性肾小球肾炎最重要的依据为

A. 水肿

B. 血尿

C. 高血压

D. 中等量以上的蛋白尿

E. 尿比重下降

(53～55题共用题干)

患者，女，34岁。上呼吸道感染1周后出现腰酸，乏力，尿色加深，尿量减少至500～600ml/d，伴有痰中带血。尿常规：蛋白（+++）；镜检：红细胞（++++），白细胞（−）；血肌酐430mol/L。B超检查：右肾120mm×60mm，左肾115mm×56mm。

53. 该患者最可能的诊断是

A. 急性肾小球肾炎

B. 急进性肾炎

C. 急性肾盂肾炎

D. 慢性肾炎急性发作

E. 慢性肾盂肾炎

54. 为进一步明确诊断，行肾穿刺活检，病理诊断可符合下列哪一项

A. 局灶节段性硬化

B. 毛细血管内增生性肾炎

C. 系膜增生性肾炎

D. 新月体性肾炎

E. 膜性肾病

55. 结合目前的病情，下列哪项治疗不合适
    A. 卧床休息　　B. 低盐饮食
    C. 抗感染治疗　D. 血浆置换
    E. 抗凝治疗

（56～58题共用题干）

患者，女，33岁。因"发现蛋白尿3个月"就诊。查24小时尿蛋白总量为3.5g。常有面部红斑，伴有肘、肩、双手指间关节疼痛病史2年。

56. 为明确诊断，最需要做的检查是
    A. 肾功能检查
    B. 抗链球菌溶血素O试验
    C. 抗核抗体谱检查
    D. 类风湿因子
    E. C反应蛋白

57. 该患者蛋白尿为
    A. 肾小球来源蛋白尿
    B. 肾小管来源蛋白尿
    C. 混合型蛋白尿
    D. 溢出性蛋白尿
    E. 生理性蛋白尿

58. 关于该患者的补体变化情况，正确的是
    A. 随着疾病活动而降低
    B. 2周内降低，8周恢复
    C. 升高后降低
    D. 一直降低
    E. 一直升高

（59～60题共用题干）

患者，女，27岁。因肾结石服用含关木通的中草药，6个月后出现夜尿增多，脸色苍白，查尿常规示尿糖阳性、比重1.010，S_{cr} 216μmol/L，血红蛋白80g/L，血糖4.8mmol/L。

59. 该患者最可能的诊断为
    A. 糖尿病肾病

B. 慢性间质性肾炎
C. 急性药物过敏性间质性肾炎
D. 慢性肾小球肾炎
E. 急进性肾小球肾炎

60. 为进一步明确诊断，应做哪项检查
    A. 糖耐量试验　　B. 双肾CT
    C. 双肾B超　　　D. 肾活检
    E. 血补体测定

（61～63题共用题干）

初孕妇，27岁，妊娠40周。近半个月来出现头痛、眼花，今晨出现剧烈头痛并呕吐2次来院就诊。血压180/110mmHg。

61. 最有参考价值的病史是
    A. 有高血压家族史
    B. 既往血压正常
    C. 既往无头痛史
    D. 有青光眼病史
    E. 有病毒性肝炎史

62. 经内科治疗后，孕妇病情好转，此时听胎心发现胎心176次/分，恰当的处置应是
    A. 左侧卧位并吸氧
    B. 静脉快速滴注甘露醇
    C. 静脉滴注硫酸镁
    D. 立即行剖宫产术
    E. 立即行催产素静脉滴注引产

63. 为与慢性高血压相鉴别，最有价值的血液检查结果是
    A. 尿素氮值增高　B. 肌酐值增高
    C. 尿素值增高　　D. 尿酸值增高
    E. 肌酸值增高

（64～65题共用题干）

患者，女，57岁。因"间断出现双下肢水肿3年，食欲缺乏、恶心、呕吐1周，深大呼吸"就诊。动脉血气分析：pH 7.26，HCO_3^- 12mmol/L，PaO_2 83mmHg，$PaCO_2$ 78mmHg。血肌酐890μmol/L。

64. 患者最可能的诊断为
    A. 狼疮性肾炎
    B. 慢性肾衰竭伴呼吸性酸中毒
    C. 慢性肾衰竭伴代谢性酸中毒
    D. 慢性肾炎综合征
    E. 慢性肾衰竭伴代谢性碱中毒

65. 纠正酸中毒最有效的方法是
    A. 口服碳酸氢钠片 3~10g/d，分3次口服
    B. 立即静脉滴注 5% 碳酸氢钠溶液 200ml，后改为口服碳酸氢钠片
    C. 立即静脉滴注 5% 碳酸氢钠溶液 150ml，后改为口服碳酸氢钠片
    D. 口服碳酸氢钠片 2g，每日 3 次
    E. 立即静脉滴注 5% 碳酸氢钠溶液 250ml，后改为口服碳酸氢钠片

四、案例分析题：每道案例分析题至少3~12问。每问的备选答案至少6个，最多12个，正确答案及错误答案的个数不定。考生每选对一个正确答案给1个得分点，选错一个扣1个得分点，直至扣至本问得分为0，即不含得负分。案例分析题的答题过程是不可逆的，即进入下一问后不能再返回修改所有前面的答案。

(66~69 题共用题干)

患者，男，19岁。3周前因急性化脓性扁桃体炎出现发热，经抗感染及对症治疗后好转，1周前出现眼睑水肿伴有尿量减少，2日前出现呼吸困难伴不能平卧。查体：血压为 170/100mmHg，端坐呼吸，两肺底可闻及散在湿啰音。尿常规：尿蛋白（＋＋），隐血（＋＋＋），红细胞60~80 个/HP。

66. 临床最可能诊断为
    A. 急性肾小球肾炎伴左心衰竭
    B. 高血压病伴左心衰竭
    C. 急进性肾小球肾炎伴左心衰竭

    D. 肾病综合征伴左心衰竭
    E. 慢性肾小球肾炎急性发作
    F. IgA 肾病

67. 下列最有助于该疾病诊断的血液生化改变是
    A. 血清 IgA 升高
    B. 血清 C3 暂时下降
    C. 血清抗链球菌溶血素 O 抗体效价升高
    D. 血清胆固醇升高
    E. 血浆蛋白明显下降
    F. 血肌酐升高

68. 若该患者经利尿、扩血管和强心等措施处理后，症状未缓解，反而呈进行性加重，此时应紧急采取
    A. 继续扩血管治疗
    B. 继续利尿治疗
    C. 继续强心治疗
    D. 急诊血液透析治疗
    E. 急诊腹膜透析治疗
    F. 激素治疗

69. 关于急性肾小球肾炎的预后，下列叙述正确的是
    A. 血清 C3 在 8 周内恢复正常
    B. 有持续高血压、大量蛋白尿或肾功能损害者预后较差
    C. 大多数预后良好，常可在数月内临床自愈
    D. 女性比男性预后好，治疗缓解率高
    E. 肾组织增生病变重，伴较多新月体形成者预后差
    F. 多数转变为不可逆性肾损害

(70~72 题共用题干)

患者，男，65岁。发热、咳嗽3个月，咯血1周，伴有乏力、关节痛，体重下降10kg。既往有咽鼓管炎8年，听力下降，经常发作眼结膜炎。查体：血压为

140/90mmHg，双肺呼吸音粗，肺底可闻及湿啰音。辅助检查示贫血，红细胞沉降率增快，血 c - ANCA（+），尿蛋白（+++），抗 GBM 抗体阴性。

70. 患者最可能的诊断为

　　A. 韦格纳肉芽肿

　　B. 原发性冷球蛋白血症性血管炎

　　C. 显微镜下多动脉炎

　　D. 变应性肉芽肿性血管炎

　　E. 皮肤白细胞碎裂性血管炎

　　F. 巨细胞动脉炎

　　G. 结节性多动脉炎

71. 若行肾穿刺病理活检，光镜下：26 个肾小球，肾小球毛细血管严重破坏，其中 1 个节段性纤维素样坏死，3 个细胞性新月体，7 个纤维性新月体，7 个细胞纤维性新月体，3 个小细胞性新月体，4 个肾小球系膜细胞和基质轻度增生，肾小管萎缩，间质弥漫水肿；免疫荧光下：IgG（-），IgA（-），IgM（++），C3（-），C1q（-），清蛋白（-）。患者可确诊为

　　A. 急进性肾小球肾炎 I 型

　　B. 急进性肾小球肾炎 IV 型

　　C. 急进性肾小球肾炎 III 型

　　D. 急进性肾小球肾炎 II 型

　　E. 急进性肾小球肾炎 V 型

　　F. 肺出血肾炎综合征

72. 若患者肌酐 566μmol/L，24 小时尿量 300～500ml，咯血内科治疗无效。此时，应给予的治疗有

　　A. 甲泼尼龙冲击疗法

　　B. 抗生素治疗

　　C. 血浆置换

　　D. 环磷酰胺（CTX）冲击

　　E. 血液透析

　　F. 静脉滴注泼尼松

(73～76 题共用题干)

患者，女，44 岁。口干、眼干、四肢乏力、全身骨骼酸痛伴有尿频 3 年余。实验室检查：血钾 2.75mmol/L，钠 140mmol/L，氯 115mmol/L，钙 1.9mmol/L，磷 1.7mmol/L，血 pH 7.3，HCO_3^- 15mmol/L，BE - 8，尿常规 pH 7.5，蛋白 0.6g/L，红细胞 6～8 个/HP，BUN 6.7mmol/L，Sc_r 128μmol/L。

73. 该患者最可能的诊断为

　　A. 远端肾小管酸中毒

　　B. 近端肾小管酸中毒

　　C. 高钾型肾小管酸中毒

　　D. 不完全性肾小管酸中毒

　　E. 氮质血症代谢性酸中毒

　　F. 肺部间质性病变

74. 需要进一步完善哪项检查

　　A. 同位素 GFR

　　B. 肿瘤指标

　　C. 免疫指标

　　D. 双肾增强 CT

　　E. 双肾磁共振检查

　　F. 静脉肾盂造影

75. 该患者是否需要做肾活检，理由是

　　A. 需要，病程长

　　B. 需要，肾小管性酸中毒

　　C. 需要，肾功能受累

　　D. 需要，低血钾

　　E. 需要，高血钾

　　F. 不需要

76. 该患者免疫指标检查显示：ANA 1：160（+），RF 1：320（+），抗 SSA 抗体（+），IgG 25.2g/L，如果行肾活检，可能的病理诊断是

　　A. 局灶节段性硬化性肾炎

　　B. 慢性间质性肾炎

　　C. 膜性肾病

D. 微小病变

E. 系膜增生性肾炎

F. 新月体性肾小球肾炎

G. 毛细血管内增生性肾小球肾炎

C. 首选钙通道阻滞剂

D. 钙通道阻滞剂 + β 受体阻滞剂

E. α 受体阻滞剂

F. 首选 β 受体阻滞剂

(77 ~ 80 题共用题干)

患者，女，37 岁。3 小时前因"突然右侧剧烈腰痛伴肉眼血尿"就诊，既往有风湿性心瓣病、心房颤动病史。尿常规：蛋白（＋＋），红细胞满视野，白细胞 5 ~ 8 个/HP。考虑为肾血管栓塞。

77. 如患者行肾脏 CTA 提示右肾区有一楔形缺损，则可修正诊断为

A. 急性胰腺炎　　　B. 肾梗死

C. 肾结石　　　　　D. 输尿管结石

E. 肾裂伤　　　　　F. 肾静脉血栓

78. 该病的危险因素可能为

A. 心房颤动

B. 心肌病

C. 肾动脉损伤

D. 血液高凝状态

E. 肾动脉粥样硬化

F. 血流淤滞

79. 如患者在发病 3 小时内行肾动脉造影后确诊为肾梗死，经三大常规、肝功能、肾功能和凝血检查等均未发现明显异常，应首先给予的处理是

A. 抗凝　　　　　　B. 介入取栓

C. 局部溶栓　　　　D. 全身溶栓

E. 血管成形术　　　F. 无需特殊处理

80. 如住院第 5 天开始，连续 2 天测量血压都较高（达 190/110mmHg），肾功能提示 Sc_r 为 270μmol/L，尿蛋白（＋＋），并伴有恶心、头晕、目眩。下列最合理的降压方案是

A. 立即予以硝普钠静脉泵入降压

B. 首选 ACEI、ARB 类降压药，既可降血压，又可减轻尿蛋白

(81 ~ 83 题共用题干)

患者，女，51 岁。因反复心前区疼痛间断服用"冠心苏合丸"近 10 年，近 1 年出现夜尿增多、乏力，尿常规示蛋白阳性，葡萄糖阳性，白细胞 3 ~ 5 个/HP，红细胞 2 ~ 3 个/HP。血常规示中至重度贫血，肾功能检查示血尿素氮 10.6mmol/L，血肌酐 220μmol/L。

81. 患者最可能的诊断为

A. 急性肾小管坏死

B. 慢性肾小管间质性肾炎

C. 急性肾小管间质性肾炎

D. 慢性肾炎

E. 中毒性肾病

F. 肾衰竭

82. 假设 2 年后患者因镜下血尿复查，尿常规示蛋白阳性，白细胞 3 ~ 5 个/HP，红细胞 15 ~ 25 个/HP。下列应重点排除的疾病是

A. 尿路感染

B. 急性肾小管坏死

C. 急性肾小管间质性肾炎

D. 泌尿系统肿瘤

E. 慢性肾炎

F. 肾小管性酸中毒

83. 1 周前患者因"上呼吸道感染发热"给予青霉素静脉滴注后出现全身皮疹，复查肾功能示血尿素氮 17.6mmol/L，Sc_r 350μmol/L。下列应给予的治疗是

A. 泼尼松 30 ~ 40mg/d

B. 继续使用青霉素

C. 环磷酰胺（CTX）冲击治疗

D. 甲泼尼龙冲击治疗

E. 血液透析

F. 无需处理

(84~87 题共用题干)

患者，男性，26 岁。因"骨骼疼痛 4 年"就诊。实验室检查：血钾 2.8mmol/L，血钙 1.8mmol/L，血糖 4.3mmol/L，血 pH 7.34，血氯 113mmol/L。

84. 该患者考虑诊断为

    A. 远端肾小管性酸中毒

    B. 范科尼综合征

    C. Ⅲ型肾小管性酸中毒

    D. Ⅳ型肾小管性酸中毒

    E. 周期性低钾麻痹

    F. 慢性肾功能不全伴肾性骨病

85. 其诊断依据包括

    A. 肾性糖尿

    B. 近端肾小管性酸中毒

    C. 磷酸盐尿

    D. 氨基酸尿

    E. 低血钙

    F. 高氯血症

86. 假设查尿 pH 7.0，超声检查示双肾钙化。患者最可能的诊断为

    A. 低血钾型远端肾小管性酸中毒

    B. Ⅲ型肾小管性酸中毒

    C. 范科尼综合征

    D. 近端肾小管性酸中毒

    E. Ⅳ型肾小管性酸中毒

    F. 以上都不是

87. 如患者临床无明显酸中毒的表现，需要做以下哪项检查

    A. 氯化钾试验

    B. 碳酸氢盐重吸收试验

    C. 氯化铵负荷试验

    D. 地塞米松抑制试验

    E. 氯化钾负荷试验

    F. 补钙试验

(88~91 题共用题干)

患者，女，64 岁。因"反复尿频、尿急、尿痛 30 年，夜尿增多 6 个月"就诊。糖尿病病史 20 年，血糖控制欠佳。主诉发病时自行服用头孢类药物可缓解。查体：体温 36.5℃，脉搏 72 次/分，呼吸 18 次/分，血压 120/80mmHg，眼睑无水肿，心、肺无异常，全腹无压痛、反跳痛及肌紧张，肝、脾未触及，左肾区叩痛（±），双下肢无水肿。

88. 下列检查中，有助于明确患者诊断的是

    A. 尿常规　　　　　B. 尿细菌培养

    C. 肾功能　　　　　D. 血常规

    E. 尿渗透浓度　　　F. 尿 NAG

89. [提示：血常规：血红蛋白 120g/L，白细胞 10.1×10^9/L，中性分叶 73%；尿常规：pH 6.0，比重 1.008，尿蛋白（±），葡萄糖（+）亚硝酸盐（+），白细胞 6.5 个/HP，红细胞 2.3 个/HP，可见白细胞管型；尿渗透浓度 500mmol/L；尿细菌培养：大肠埃希菌 >10^5/L] 下列影像学检查中，最有助于明确诊断且易行的是

    A. 胸部 CT

    B. 残余尿测定

    C. 泌尿系超声 + 残余尿测定

    D. 胸部 DR

    E. 逆行尿路造影

    F. 膀胱镜

90. [提示：泌尿系超声：左肾表面不光滑、回声增强，左肾大小为 10.3cm × 5.6cm × 3.8cm，皮质厚度 1.5cm] 患者首先应考虑的疾病是

    A. 尿道综合征

    B. 慢性肾盂肾炎

    C. 慢性膀胱炎

D. 急性肾盂肾炎

E. 肾结核

F. 慢性肾小球肾炎

91. 下列不属于尿路感染易感因素的是

A. 尿路梗阻

B. 神经源性膀胱

C. 糖尿病

D. 膀胱输尿管反流

E. 留置导尿管

F. 尿液高渗透压

(92~95 题共用题干)

患者，男，76 岁。原有糖尿病病史 15 年，血糖控制不佳。近年来发现每日尿蛋白 1g。4 天前皮肤烫伤后局部感染，出现高热、寒战，进食少。近 3 天来尿少，每天 50ml。查体：神萎，反应迟钝，体温 40.8℃，心率 120 次/分，血压 110/55mmHg。化验白细胞 20×10^9/L，中性粒细胞 0.87，血红蛋白 80g/L，尿蛋白 3.5g/L，酮体弱阳性，空腹血糖 15mmol/L。

92. 应急做的检查有

A. 血钾、钠、氯、钙、磷

B. 血肌酐

C. 尿素氮

D. 二氧化碳结合力

E. 血培养

F. 血糖

93. 如拟诊为糖尿病合并感染后引起 AKI，下列应采取的治疗措施中，错误的是

A. 胰岛素应用

B. 抗生素应用

C. 口服降糖药

D. 控制入水量

E. 调节水、电解质平衡

F. 输库存血

94. 通过上述处理，患者血糖下降，体温正常，但仍少尿，每天 200ml，血钾

达 6.0mmol/L，血二氧化碳结合力 12mmol/L，应采取的紧急措施中，错误的是

A. 血液透析

B. 10% 葡萄糖酸钙静脉注射

C. 降钾树脂口服

D. 输库存血

E. 5% 碳酸氢钠静脉滴注

F. 腹膜透析

95. 通过上述处理患者病情好转，出院后需要注意的方面中，错误的是

A. 监测血糖

B. 控制蛋白尿

C. 避免肾毒性药物

D. 无需肾内科随访

E. 改善贫血

F. 监测电解质

(96~100 题共用题干)

患者，男，48 岁。因"慢性肾小球肾炎 10 余年，高血压 5 年，血肌酐水平逐渐升高 2 年"就诊。实验室检查：GFR 50ml/min（体表面积 1.73 m^2）。

96. 该患者慢性肾脏病（CKD）的分期属于

A. CKD1 期（已有肾损害，GFR 正常）

B. CKD2 期（GFR 轻度下降）

C. CKD3 期（GFR 中度下降）

D. CKD4 期（GFR 重度下降）

E. CKD5 期（GFR 重度下降）

F. CKD5 期（终末期肾脏病）

97. 若患者血红蛋白 85g/L，下列叙述正确的是

A. 应皮下或静脉注射促红细胞生成素，每周 6000~10000U

B. 患者贫血最主要的原因是肾促红细胞生成素分泌不足

C. 注意补充叶酸和铁剂，应使转铁蛋

白饱和度（TSAT）>20%，血清
铁蛋白（SF）>100μg/L

D. 贫血治疗的目标值是血红蛋白110~
120g/L，血细胞比容33%~35%

E. 红细胞生存时间缩短、各种原因的
失血和继发性甲状旁腺功能亢进也
是导致贫血的原因

F. 血细胞比容和血红蛋白水平越高，
患者生存质量越好

98. 患者此期的治疗原则是

A. 治疗原发病

B. 控制高血压、高血脂、高血糖和高
尿酸

C. 适当加强运动

D. 饮食和营养治疗

E. 避免应用肾毒性药物

F. 规律复查

99. 复查 GFR 降至 10ml/min（体表面积
1.73m^2）。急诊血液透析的指征包括

A. 血钾≥6.5mmol/L，并有心电图
改变

B. 重度代谢性酸中毒

C. 急性脑水肿

D. 急性左心衰竭或肺水肿

E. 重度继发性甲状旁腺功能亢进

F. 高钙血症，血钙≥3.75mmol/L

100. 透析充分性的评估标准为

A. 睡眠质量好

B. 透析并发症少，程度轻

C. 营养状况良好

D. 电解质和酸碱平衡指标基本维持
在正常范围

E. 血压和容量状态控制较好

F. 血液透析溶质清除较好

全真模拟试卷（二）

一、单选题：每道试题由 1 个题干和 5 个备选答案组成，题干在前，选项在后。选项 A、B、C、D、E 中只有 1 个为正确答案，其余均为干扰选项。

1. 关于肾脏的生理功能，错误的是
   A. 内分泌调节功能
   B. 调节体温
   C. 排泄废物
   D. 调节水、电解质平衡
   E. 调节体内酸碱平衡

2. 关于肾脏 X 线解剖的叙述，哪项不妥
   A. 肾脏呈蚕豆形，其长轴指向外下方
   B. 成人肾脏长约 10cm，宽约 5cm
   C. 儿童肾脏位置较成人略高
   D. 左肾比右肾高 1～2cm
   E. 婴儿肾外形可有分叶倾向

3. 肾小球滤过的葡萄糖被重吸收的部位在
   A. 髓袢降支粗段　　B. 近端小管
   C. 远端小管　　　　D. 集合管
   E. 髓袢降支细段

4. 儿童肾病综合征最常见的病理类型是
   A. 局灶节段性肾小球硬化
   B. 膜性肾病
   C. 微小病变肾病
   D. 系膜增生性肾小球肾炎
   E. 膜增生性肾炎

5. 急性肾小球肾炎的临床表现主要为
   A. 水肿、蛋白尿、高血压、高脂血症
   B. 少尿、水肿、蛋白尿、高脂血症
   C. 水肿、血尿、蛋白尿、高血压
   D. 高血压、血尿、蛋白尿、低蛋白血症

   E. 少尿、水肿、血尿、低蛋白血症

6. 下列疾病中，常出现尿中有红细胞管型的是
   A. 急性肾小球肾炎
   B. 急性肾衰竭
   C. 急性出血性膀胱炎
   D. 急性肾盂肾炎
   E. 慢性肾衰竭

7. 乙肝病毒相关性肾炎出现肾病综合征，无乙肝病毒复制指标，肝、肾功能正常，可以采用
   A. 类固醇激素联合细胞毒药物
   B. 血管紧张素转换酶抑制剂
   C. 干扰素或核苷类似物
   D. 类固醇激素
   E. 细胞毒药物

8. 评价狼疮性肾炎活动指数的指标是
   A. 细胞性新月体
   B. 肾小球硬化
   C. 肾小球微小病变
   D. 肾小管萎缩
   E. 纤维性新月体

9. 诊断肾静脉血栓形成的"金标准"是
   A. 静脉肾盂造影
   B. 选择性肾静脉造影
   C. 彩色多普勒超声
   D. 逆行肾盂造影
   E. 放射性核素检查

10. 下列可导致急性肾小管间质性肾炎，引起微小病变性肾小球病的药物是
    A. 非甾体抗炎药　　B. 利尿药

C. 抗肿瘤药 　　D. 磺胺类药物

E. 利福平

11. 60 岁以上患者 B 超可诊断为常染色体显性多囊肾病（ADPKD）的条件是
   A. 双侧肾脏囊肿至少各 1 个
   B. 双侧肾脏囊肿至少各 2 个
   C. 双侧肾脏囊肿至少各 3 个
   D. 双侧肾脏囊肿至少各 4 个
   E. 双侧肾脏囊肿至少 4 个

12. 关于尿路感染流行病学，下列叙述正确的是
   A. 男性患者多于女性
   B. 儿童患者多于成年人
   C. 已婚女性发病率较未婚女性高
   D. <50 岁男性易发生尿路感染
   E. >50 岁男性尿路感染发病率降低

13. 变形杆菌所致的尿路感染常见于
   A. 合并尿路结石者
   B. 尿路器械检查后的患者
   C. 免疫力低下者
   D. 泌尿系统畸形者
   E. 妇女及儿童

14. 诊断妊娠期急性肾损伤的金标准是
   A. 肾活检 　　B. 凝血功能检查
   C. 彩超 　　D. 尿常规
   E. 肝、肾功能检查

15. 根据 2015 年 ICA 建议，关于肝肾综合征诊断标准，错误的是
   A. 肝硬化和腹腔积液诊断明确
   B. 符合 ICA - AKI 诊断标准
   C. 目前或近期未使用肾毒性药物
   D. 停用利尿剂并输注白蛋白（1g/kg）至少 5 天无效
   E. 无器质性肾损伤的体征

16. 引起慢性肾衰竭的继发性肾脏疾病中，最常见的是

A. 高血压肾病
B. 糖尿病肾病
C. 慢性肾小球肾炎
D. 狼疮性肾炎
E. 梗阻性肾病

17. 大多数动静脉内瘘血栓形成的基础是
   A. 动静脉内瘘狭窄
   B. 低血容量
   C. 高凝状态
   D. 动静脉内瘘局部受压迫
   E. 血小板活化

18. 严重高钾血症时，可先选用下列哪种透析液
   A. 钾浓度为 1mmol/L
   B. 钾浓度为 2mmol/L
   C. 钾浓度为 3mmol/L
   D. 钾浓度为 4mmol/L
   E. 无钾透析液

19. 当血铅超过多少时，可出现范科尼综合征，甚至急性肾损伤
   A. >100μg/L 　　B. >200μg/L
   C. >400μg/L 　　D. >500μg/L
   E. >1000μg/L

20. 患者，女，18 岁。2 周前咽痛，化脓性扁桃体炎，体温 38.5 度。查体：眼睑水肿，尿量 400ml/d，血压 150/90mmHg。尿蛋白（＋＋），红细胞（＋＋＋），白细胞 0~5 个/HP，ASO >500U。引起肾性水肿的原因是
   A. 大量尿蛋白丢失
   B. 白蛋白制造功能失常
   C. 肾小球滤过率急剧下降
   D. 醛固酮增高
   E. 抗利尿激素过多

21. 患者，男，19 岁。上呼吸道感染后 10 天出现双眼睑水肿。查体：BP 150/90

mmHg。实验室检查：血红蛋白 120g/L，血肌酐 68μmol/L，尿蛋白（＋＋），尿红细胞 58 个/HP，尿白细胞 1～2 个/HP，可见红细胞管型。应首先考虑的疾病是

A. 急性肾小球肾炎

B. 急性肾盂肾炎

C. 急进性肾小球肾炎

D. 慢性肾炎急性发作

E. 慢性肾盂肾炎

22. 患者，男，21 岁。因骨骼疼痛 1 年就诊。尿 pH 8.0，血钾 3.0mmol/L，血钙 2.0mmol/L，血氯 110mmol/L，B 超检查提示双肾结石。该患者最可能的诊断为

A. 低血钾型远端肾小管性酸中毒

B. 近端肾小管性酸中毒

C. 肾小管性酸中毒Ⅳ型

D. 肾小管性酸中毒Ⅲ型

E. 肾小管性酸中毒Ⅱ型

23. 患者，男，61 岁。维持性血液透析 6 年。查体：血压 138/80mmHg。肾脏 B 超提示：右肾 88mm×50mm，左肾 85mm×48mm，皮、髓质分界不清，每侧肾脏均可见 6～7 个液性暗区，最大的直径约 1cm，囊壁光滑，界线清楚。应首先考虑的疾病是

A. 常染色体隐性多囊肾病

B. 常染色体显性多囊肾病

C. 髓质海绵肾

D. 单纯性肾囊肿

E. 获得性肾囊肿

24. 患者，女，67 岁。患有糖尿病 25 年。血糖控制差，反复泡沫尿、水肿 5 年。血常规：Hb 97g/L。尿检示：尿蛋白（＋＋＋），血尿（－）。血肌酐升高，估算肾小球滤过率 15ml/（min·

1.73m²）。建议患者进行下列哪种治疗

A. 血液透析   B. 抗生素

C. 血浆置换   D. 血液滤过

E. ACEI/ARB 治疗

25. 患者，男，80 岁。有高血压病史 26 年，因"近两周出现双下肢水肿并逐渐加重"就诊。查尿常规：蛋白（＋＋＋＋）；24 小时尿蛋白定量 5.7g；血白蛋白 16g/L。鉴别该患者蛋白尿的原因时，通常不考虑是下列哪种疾病所致

A. 乙型肝炎病毒感染

B. 糖尿病肾病

C. 肾淀粉样变性

D. 肺癌

E. 高血压肾小动脉硬化症

二、多选题：每道试题由 1 个题干和 5 个备选答案组成，题干在前，选项在后。选项 A、B、C、D、E 中至少有 2 个正确答案。

26. 排尿困难常见于

A. 尿道炎   B. 膀胱炎

C. 尿崩症   D. 尿道狭窄

E. 前列腺增生

27. 肾病综合征容易发生血栓栓塞的原因有

A. 血液浓缩及高脂血症导致血液黏滞度增高

B. 蛋白质从尿中丢失及肝代偿性合成蛋白增加，引起机体凝血、抗凝和纤溶系统失衡

C. 免疫功能紊乱

D. 血小板功能亢进

E. 应用利尿药和糖皮质激素加重高凝状态

28. 关于狼疮性肾炎缓解的标准，下列叙述正确的是

A. 尿红细胞、管型等阴性

B. 24 小时尿蛋白定量 <0.3g

C. 血补体和抗 ds-DNA 抗体正常

D. 无肾外狼疮活动表现或者程度很轻

E. 如抗 ds-DNA 抗体升高，而无其他狼疮活动的证据，也可认为病情已缓解

29. 肾静脉血栓形成死亡率高，其常见原因有

A. 败血症　　B. 血栓栓塞复发

C. 肾衰竭　　D. 肾结核

E. 肾肿瘤

30. 患者，男，25 岁。体检时发现高血压，下列哪些提示可能有肾实质疾病

A. 舒张压升高

B. 血尿

C. 尿蛋白（+）

D. 高血压的程度

E. 白大衣高血压

31. 远端肾小管性酸中毒的病因不包括

A. 常染色体显性遗传

B. 多基因遗传

C. 梗阻性肾病

D. 肾盂肾炎

E. 性染色体显性遗传

32. 对于 IgG4 相关疾病肾脏受累，可出现的肾脏改变有

A. 间质性肾炎

B. 肾病综合征

C. 梗阻性肾病

D. 膜性肾病

E. 单侧肾盂扩张伴肾萎缩

33. 常染色体显性遗传性多囊肾病确定诊断主要依据

A. 临床表现　　B. 家族史

C. 影像学检查　　D. 基因分析

E. 生活环境因素

34. 肾胚胎迁移异常可导致

A. 异位肾　　B. 马蹄肾

C. 融合肾　　D. 游走肾

E. 肾动脉发育异常

35. 根据尿路感染的发作次数，可分为

A. 上尿路感染

B. 初发性尿路感染

C. 无症状细菌尿

D. 再发性尿路感染

E. 复杂性尿路感染

36. 关于慢性肾盂肾炎，下列叙述正确的是

A. 可反复急性发作

B. 尿路刺激症状可不明显

C. 可有低热

D. 可有高血压

E. 肾小管功能正常

37. 妊娠早中期急性肾损伤可见于

A. 血栓性微血管病

B. 感染性流产导致的败血症

C. 先兆子痫/子痫

D. 严重的妊娠反应导致的剧烈呕吐脱水

E. 各种原因的子宫出血引起的低血压

38. HELLP 综合征的实验室检查可见

A. 贫血

B. 网织红细胞升高

C. 外周血涂片可见破碎的红细胞

D. 网织红细胞降低

E. 外周血涂片可见破碎的白细胞

39. 挤压伤综合征所致 AKI 患者的常见临床表现为

A. 严重的高钾血症

B. 肌红蛋白尿

C. 代谢性酸中毒

D. 低钙血症

E. 严重贫血

40. 导致肌红蛋白尿性急性肾衰竭的原因

包括
    A. 正常分娩   B. 突然剧烈运动
    C. 电击伤   D. 毒鼠强中毒
    E. 挤压伤

41. 引起肾功能恶化的可逆性因素有
    A. 感染   B. 高血压
    C. 高脂血症   D. 心力衰竭
    E. 贫血

42. 应积极预防慢性肾衰竭的恶化，下列
    可用于肾功能不全的是
    A. 补充 α - 酮酸
    B. 控制全身性高血压，合并高血压者
       可应用血管紧张素转化酶抑制剂或
       钙通道阻滞剂控制血压
    C. 优质低蛋白饮食
    D. 增加肾小球内压力
    E. 积极纠正贫血

43. 下列哪些是血浆置换的适应证
    A. 急性暴发性肝功能衰竭
    B. 重症吉兰 - 巴雷综合征
    C. 糖尿病肾病
    D. GBM 抗体介导的急进性肾小球肾炎
    E. 溶血尿毒症综合征

44. 血液透析临床适应证包括
    A. 终末期肾病
    B. 急性肾损伤
    C. 慢性药物和毒物中毒
    D. 严重水、电解质和酸碱平衡紊乱
    E. 严重感染

45. 关于腹膜透析置管术后的透析方案，
    下列叙述正确的是
    A. 非紧急腹透一般于腹透管置入后 2
       周开始透析
    B. 紧急腹透在术后 3 天即可开始
    C. 非紧急腹透开始前应每天保持腹透
       管通畅
    D. 紧急腹透时腹透液的灌入量可从

500 ~ 800ml 开始，根据患者对腹内
压耐受程度逐渐递增灌入量
    E. 紧急腹透时建议卧位透析

46. 急性排斥反应（AR）的主要表现有
    A. 尿量减少、体重增加、轻中度发
       热、血压上升
    B. 移植肾肿胀，并有移植肾压痛
    C. 伴有乏力、腹部不适、胃纳减退等
    D. 血肌酐会明显上升
    E. 彩色多普勒示：移植肾胀大、皮髓
       质交界不清、移植肾彩超阻力系数
       升高

47. 他克莫司的不良反应有
    A. 神经毒性   B. 肾毒性
    C. 肝功能损害   D. 糖尿病
    E. 骨髓抑制

48. 肾功能减退时应用抗生素，不必调整
    剂量的药物有
    A. 多西环素   B. 利福平
    C. 头孢哌酮   D. 四环素类药物
    E. 呋喃类药物

三、共用题干单选题：叙述一个以单一患者
    或家庭为中心的临床情景，提出 2 ~ 6
    个相互独立的问题，问题可随病情的
    发展逐步增加部分新信息，每个问题
    只有 1 个正确答案，以考查临床综合
    能力。答题过程是不可逆的，即进入
    下一问后不能再返回修改所有前面的
    答案。

（49 ~ 51 题共用题干）
    患者，男，55 岁。患有慢性肾小球肾
炎，继发肾性高血压，入院进行血压控制。

49. 如患者的 24 小时尿蛋白定量 <1g，理
    想的血压控制目标是
    A. <160/95mmHg
    B. <140/90mmHg
    C. <140/85mmHg

D. <135/85mmHg

E. <130/80mmHg

50. 如患者的血肌酐<200μmol/L，首选以下哪种药物控制高血压

    A. 哌唑嗪

    B. 氢氯噻嗪

    C. 呋塞米

    D. 血管紧张素转化酶抑制剂

    E. β受体阻滞剂

51. 如患者的血肌酐>450μmol/L，不应选用哪种药物控制高血压

    A. 血管紧张素转化酶抑制剂

    B. 呋塞米

    C. 钙通道阻滞剂

    D. 哌唑嗪

    E. β受体阻滞剂

（52～54题共用题干）

    患儿，男，13岁。发热4周后，出现全身水肿伴尿量减少至每日300ml，血压135/80mmHg。尿常规：红细胞满视野，蛋白（+++）。血肌酐由2周前的78μmol/L上升至830μmol/L，血红蛋白由100g/L下降至65g/L。

52. 下列哪项检查对血管炎诊断无价值

    A. C反应蛋白

    B. 血沉

    C. 免疫球蛋白和血清补体C3检测

    D. 外周血破碎红细胞

    E. ANCA

53. 如确诊ANCA相关性小血管炎，该病最可能的肾穿刺病理类型是

    A. IgA肾病

    B. 膜性肾病

    C. 新月体性肾炎

    D. 膜增生性肾小球肾炎

    E. 硬化性肾小球肾炎

54. 如确诊ANCA相关性小血管炎，该病

最合适的治疗方案是

    A. 输注少浆血

    B. 单纯口服激素

    C. 甲泼尼龙静脉冲击+CTX冲击治疗，辅以合适的血液净化治疗

    D. 口服激素+硫唑嘌呤

    E. 抗感染治疗

（55～56题共用题干）

    患者，男，60岁。因"发现血肌酐升高1年，加重1个月"入院。患者去年体检时查血肌酐升高（自诉200μmol/L左右），伴有高血压，当时无水肿，未经系统诊治，未监测肾功能。入院前1个月因"急性心肌梗死"行左冠状动脉支架术，术前血肌酐为367μmol/L，术后血肌酐为500μmol/L，1周后血肌酐上升至789μmol/L，且双足部分足趾出现颜色紫暗（双侧不对称）。

55. 患者首先应考虑诊断为

    A. 抗磷脂综合征

    B. 动脉粥样硬化性肾病

    C. 结节性多动脉炎

    D. 对比剂肾病

    E. 系统性红斑狼疮

56. 下列检查中，对该患者诊断有意义的是

    A. 腹部B超   B. CTA

    C. 尿常规   D. 尿沉渣检查

    E. 肾脏活检

（57～59题共用题干）

    患者，男，48岁。患有下肢蜂窝织炎，使用氨苄西林治疗2日后出现肉眼血尿，少尿，尿量约200ml/24h。实验室检查：血尿素氮25.3mmol/L，血肌酐546μmol/L。

57. 为了明确诊断，下列最主要的检查是

    A. 尿钠

    B. 尿红细胞管型

C. 24 小时尿蛋白定量

D. 尿渗透压

E. 尿嗜酸性粒细胞计数

58. 患者最可能的诊断为

 A. 急性肾小球肾炎伴急性肾衰竭

 B. 急进性肾小球肾炎伴急性肾衰竭

 C. 肾病综合征伴急性肾衰竭

 D. 急性肾小管间质性肾炎伴急性肾衰竭

 E. 败血症伴急性肾衰竭

59. 应首先采取的治疗是

 A. 停用氨苄西林   B. 透析治疗

 C. 利尿   D. 泼尼松

 E. 局部物理治疗

(60 ~ 61 题共用题干)

　　患者，男，22 岁。半年前上呼吸道感染 1 天后出现肉眼血尿，持续 1 天后好转，无水肿，尿蛋白（ － ），尿红细胞（ ＋＋ ），血肌酐 72μmol/L，血压 100/66mmHg，尿红细胞位相以变形红细胞为主。目前持续镜下血尿。

60. 患者血尿的原因可能是

 A. 尿路感染

 B. 肾小球肾炎

 C. 急性肾小球肾炎

 D. 急进性肾小球肾炎

 E. 肾结石

61. 经家族史调查得知，患者母亲 47 岁，其舅舅 49 岁，其外婆 78 岁，目前一般情况良好，但均有镜下血尿史多年，无蛋白尿，也无明显高血压和肾功能不全的病史，生活、工作正常，此时最可能的诊断为

 A. Alport 综合征

 B. 薄基底膜肾病

 C. 家族性 IgA 肾病

 D. 家族性 FSGS

 E. Fabry 病

(62 ~ 65 题共用题干)

　　患者，男，71 岁。维持性血液透析 8 年，发现双肾囊肿 1 月余。查体：血压 140/90mmHg，尿蛋白（ － ）。肾脏 B 超提示：双肾缩小，皮、髓质分界不清，双肾可见数个无回声暗区，囊肿最大的直径约 4cm，囊壁光滑，边界清楚。

62. 该患者应首先考虑的疾病是

 A. 髓质海绵肾

 B. 获得性肾囊肿

 C. 单纯性肾囊肿

 D. 常染色体显性多囊肾病

 E. 常染色体隐性多囊肾病

63. 该患者囊肿形成的最主要原因是

 A. 高血压   B. 高龄

 C. 男性   D. 长期血液透析

 E. 以上均错误

64. 该患者囊肿恶变的危险因素，不包括哪项

 A. 男性   B. 透析时间长

 C. 高龄   D. 高血压

 E. 囊肿直径 >3cm

65. 如果该患者怀疑囊肿恶变，应进一步进行的检查是

 A. 静脉肾盂造影   B. 腹部平片

 C. 肾穿刺活检   D. 增强 CT

 E. 肾脏 B 超

四、案例分析题：每道案例分析题至少 3 ~ 12 问。每问的备选答案至少 6 个，最多 12 个，正确答案及错误答案的个数不定。考生每选对一个正确答案给 1 个得分点，选错一个扣 1 个得分点，直至扣至本问得分为 0，即不含得负分。案例分析题的答题过程是不可逆的，即进入下一问后不能再返回修改所有前面的答案。

(66 ~ 68 题共用题干)

　　患者，女，38 岁。因"乏力 2 个月，

发现肾功能不全 1 个月"入院。既往高血压病，血压最高达 190/110mmHg。实验室检查：尿蛋白（＋＋＋），尿隐血（＋＋＋），尿白细胞 1～2 个/HP，尿红细胞 78 个/HP，变形红细胞 80%，24 小时尿蛋白定量 3.86g；血清白蛋白 28.6g/L，血肌酐 108μmol/L，HBsAg（－），HCV 抗体（－），HIV（－），ANA 1：180；pANCA（＋）1：20，MPO 187AU/ml；ESR 110mm/h，IgA、IgG、IgM 及补体均正常。

66. 入院后监测血肌酐进行性升高，为明确诊断，需要进行的检查为

    A. 血常规

    B. 监测血压

    C. 凝血试验＋D－二聚体

    D. 肾穿刺活检

    E. 双肾彩超

    F. 同位素测定

67. 拟行相关检查前，应完善的准备有

    A. 向患者解释肾穿刺活检术的必要性及安全性，并简要说明操作过程，消除其顾虑，争取最佳配合

    B. 向患者或监护人说明肾穿刺活检术可能引起的并发症，交代相关注意事项

    C. 术前应将血压控制在 160/90mmHg 以下

    D. 术前 1 周停用抗血小板或者抗凝药物，必要时可改用肝素

    E. 要求受检患者尽可能在术前 12～24 小时内排便

    F. 训练患者俯卧、吸气末屏气和卧床排尿

68. 完成上述相关检查/操作后，应注意观察

    A. 监测血压、脉搏，观察尿液颜色变化、腰腹部症状及体征

B. 嘱患者多饮水，保持尿流通畅

C. 24 小时内绝对卧床休息

D. 严格腰部制动 4～6 小时

E. 若出现心率增快、血压下降或严重腰腹部疼痛时，应检查血常规、穿刺侧肾脏床旁超声，观察是否有肾包膜下血肿

F. 术后 3 周内禁止剧烈运动或者重体力劳动

（69～73 题共用题干）

患者，女，64 岁。因"反复颜面水肿 2 个月、加重伴有喘息 10 天"入院就诊。实验室检查：Hb 75g/L，尿蛋白（＋＋），尿红细胞镜检（＋＋＋）。肾功能检查：BUN 20.2mmol/L，Scr 597μmol/L，MPO－ANCA 阳性。

69. 为明确诊断，需要进一步做下列哪些检查

    A. 双肾 B 超

    B. 肺 CT

    C. 肾活检

    D. 膀胱镜

    E. 腹部平片

    F. 尿白蛋白/肌酐

70. 该患者可能的临床诊断为

    A. 肾病综合征

    B. 恶性高血压

    C. 急性肾小球肾炎

    D. 隐匿型肾小球肾炎

    E. 急进性肾小球肾炎

    F. 慢性肾小球肾炎急性发作

71. 如做肾活检，则病理改变可能性最大的是

    A. Ⅰ型新月体肾炎

    B. Ⅱ型新月体肾炎

    C. Ⅲ型新月体肾炎

    D. 膜性肾病

E. 膜增生性肾小球肾炎

F. 系膜增生性肾小球肾炎

72. 下列叙述错误的是

 A. Good-Pasture 病与 ANCA 相关性血管炎均可表现为肺出血-肾炎综合征

 B. 系统性红斑狼疮患者血清中 ANCA 不会出现阳性

 C. ANCA 相关性血管炎患者可出现皮肤紫癜

 D. 丙硫氧嘧啶（PTU）可以诱发小血管炎，血清 MPO-ANCA 阳性

 E. 显微镜下多血管炎是我国临床最常见的一种坏死性小血管炎

 F. pANCA 主要抗原是 PR3，cANCA 主要抗原是 MPO

73. 该患者的治疗原则主要是

 A. 抗感染

 B. 以绝对卧床休息和对症治疗为主

 C. ACEI/ARB 类药物

 D. 环磷酰胺冲击

 E. 甲泼尼龙冲击

 F. 必要时血液透析

（74~76 题共用题干）

 患者，男，45 岁。因“咽痛 2 周，少尿、肉眼血尿 3 日”就诊。患者 2 周前出现咽痛，随后出现少尿、血尿。查体：血压 160/100mmHg。辅助检查：尿蛋白（++），尿红细胞 13 个/HP；血钾 3.9mmol/L，血肌酐 452μmol/L，白蛋白 31.4g/L；超声显示：右肾 130mm×65mm，左肾 125mm×60mm。

74. 为明确诊断，需要进行的检查包括

 A. ANA，抗 dsDNA 抗体

 B. 抗 GBM 抗体

 C. 心电图

 D. 腹部 X 线检查

E. ANCA

F. 大便常规

G. 肾活检

75. 该患者诊断为Ⅲ型急进性肾小球肾炎，其依据有

 A. 血 IgG 升高

 B. 血 β_2-微球蛋白升高

 C. ANCA（+）

 D. 肾脏免疫荧光示寡免疫复合物沉积

 E. 尿比重 1.010

 F. 肾脏病理示新月体形成

 G. 血 BUN/Sc_r 比值升高

76. 该患者宜采取的治疗措施是

 A. 大剂量甲泼尼龙冲击治疗

 B. 血浆置换

 C. 呋塞米静脉输注

 D. 利妥昔单抗（抗 CD20 单抗）静脉输注

 E. 口服依那普利

 F. 静脉输注广谱抗生素

（77~79 题共用题干）

 患者，男，28 岁。出现水肿、蛋白尿 1 年，使用激素等药物治疗，但病情未缓解，突发左侧腰腹疼痛伴恶心、呕吐 1 天，肉眼血尿 2 次，尿蛋白明显加重。

77. 患者需要进行的检查是

 A. 泌尿系统彩超和多普勒超声

 B. 肾静脉造影

 C. 螺旋 CT 血管成像（CTA）

 D. 膀胱镜

 E. 磁共振血管造影（MRA）

 F. 腹部 X 线平片

78. 患者最可能的诊断为

 A. 肾肿瘤

 B. 肾静脉血栓

 C. 尿路结石

 D. 急性胰腺炎

E. 肾乳头坏死

F. 慢性肾功能不全

79. 应采取的治疗措施为

A. 溶栓治疗

B. 静脉滴注抗生素

C. 使用止血药

D. 抗凝治疗

E. 抗血小板药物

F. 免疫抑制剂治疗

（80～83 题共用题干）

患者，女，61 岁。有肾结石病史，确诊糖尿病 5 年余，未规律治疗。此次因"反复发热、腰痛 5 年余，再发 3 天"就诊。患者诉近 5 年反复发作发热、腰痛，经抗感染治疗后可好转。3 天前由于劳累再次出现发热，伴有腰部酸痛，有尿频、尿急症状。曾自服"感冒药"治疗。查体：体温 38.8℃，脉搏 96 次/分，呼吸 18 次/分，血压 98/60mmHg。双侧肋脊点、肋腰点有压痛，双肾区有叩击痛。双下肢无水肿。

80. 根据目前病史进行相关检查，应考虑的检查项目是

A. 血常规

B. 肾功能

C. 中段尿细菌培养

D. 尿常规

E. 膀胱镜

F. 泌尿系统彩超

G. 静脉肾盂造影

81. 尿常规结果：比重 1.024，pH 5.6，蛋白（+），镜检白细胞（+++），红细胞（++）。血常规：白细胞 13.5×10^9/L，中性粒细胞比例 93.4%，血红蛋白 120g/L。生化：血肌酐 99μmol/L，尿素氮 15.6mmol/L。对该患者治疗恰当的是

A. 输白蛋白＋利尿治疗

B. 静脉使用抗生素，疗程至少 2 周，必要时长程低剂量抑菌治疗

C. 碱化尿液

D. 多喝水、勤排尿

E. 使用止血药

F. 控制水的摄入

82. 除了临床表现外，以下实验室指标对该患者上尿路感染诊断有意义的是

A. 膀胱冲洗后尿培养阳性

B. 白细胞管型，并排除狼疮、慢性间质性肾炎等疾病

C. 尿 β_2-MG 升高

D. 尿渗透压下降

E. 尿 NAG 升高

F. 红细胞管型，并排除狼疮、ANCA 相关血管炎等疾病

G. 血渗透压升高

83. 患者中段尿细菌培养结果提示为大肠埃希菌，血培养结果（-）。泌尿系统 B 超：双肾结石，右肾少量积液，左肾萎缩，膀胱无明显异常。该患者目前的诊断是

A. 慢性肾盂肾炎急性发作

B. 急性肾盂肾炎

C. 急性膀胱炎

D. 尿路结石并积液

E. 2 型糖尿病

F. 感染性休克

G. 慢性肾小球肾炎

（84～87 题共用题干）

患者，男，51 岁。规律腹膜透析 2 年，透析模式 CAPD，1.5% 葡萄糖腹透液 2L×2 袋，2.5% 葡萄糖腹透液 2L×1 袋，每日尿量 300ml，超滤每日 400ml。因"不规范腹透操作后出现腹痛伴腹水浑浊"入院。

84. 该患者最可能的诊断为

A. 腹透相关性腹膜炎

B. 急性胃肠炎

C. 化学性腹膜炎

D. 消化道穿孔

E. 乳糜性腹水

F. 急性间质性肾炎

85. 下列哪种情况需要外科会诊

    A. 膈下游离气体

    B. 腹部压痛

    C. 透出液可见粪渣

    D. 导管出口及隧道感染

    E. CRP 大于 100mg/L

    F. 透析液流通不畅

86. 患者透出液培养为阴性，下列正确的是

    A. 腹膜炎程度比较轻，腹水常规正常后 3 天可停药

    B. 腹膜炎程度比较重，加用静脉抗感染药物

    C. 评估治疗效果良好，停用革兰阴性菌抗生素

    D. 停药 3 天后，重新腹水培养，更换抗感染药物

    E. 评估治疗效果良好，停用革兰阳性菌抗生素

    F. 抗生素减少 25% 的剂量

87. 患者抗感染效果不佳，予以腹透拔管，下列错误的是

    A. 继续静脉抗感染治疗，直至腹痛缓解

    B. 予以血透支持

    C. 在拔管后 1 个月且重新评估腹部情况下，可以考虑再行置管

    D. 拔管术中发现腹腔内脓性分泌物，应留置引流管

    E. 发现腹腔内脓性分泌物后，给予有效的抗菌药物治疗

F. 换用抗菌谱更广、抗菌效力更强的药物进行静脉抗感染治疗

（88～91 题共用题干）

患者，男，52 岁。1 周前，因"进食不洁食物后出现腹痛、腹泻、呕吐"入院，诊断为急性胃肠炎，给予阿米卡星 0.4qd 静滴治疗 3 天后，腹泻、呕吐症状改善，但近日出现尿量减少，每天尿量约 300ml，并伴有食欲减退、乏力。血常规：Hb 120g/L；尿常规：比重 1.010，蛋白（±），红细胞 5～7 个/HP，白细胞 5～7 个/HP；肾功能：血尿素氮 28mmol/L，血肌酐 843μmol/L；电解质：血钠 132mmol/L，血钾 6.4mmol/L，血钙 2.1mmol/L，CO_2 - CP：13mmol/L；肾脏 B 超示：双肾大小、形态正常。既往体健。

88. 该患者最可能的诊断为

    A. 急性肾小球肾炎

    B. 急性肾小管坏死

    C. 急性肾盂肾炎

    D. 新月体肾炎

    E. IgA 肾病

    F. 隐匿型肾小球肾炎

89. 下列哪项治疗措施不适合目前状况

    A. 5% $NaHCO_3$ 125ml 静滴

    B. 10% 葡萄糖酸钙 10ml + NS 10ml 静注

    C. NS 2000ml 快速静滴扩容

    D. 呋塞米 40mg 静注

    E. 降血钾树脂 15g 口服

    F. 立即应用贝那普利

90. 入院后给予积极的治疗，次晨随访电解质和肾功能，血钾 6.5mmol/L，血尿素氮 30.1mmol/L，血肌酐 1020μmol/L。前一日尿量 70ml，且患者出现胸闷气促，不能平卧。查体：BP 150/110mmHg，R 23 次/分，HR

120 次/分，颈静脉怒张，两肺呼吸音粗，肺底可闻及细湿啰音，心尖部可及奔马律，双下肢中度凹陷性水肿。下列诊断正确的是

A. 急性肺水肿

B. 高钾血症

C. 急性肾损伤

D. 急性心肌炎

E. 急性左心衰竭

F. 急性肾盂肾炎

91. 需要立即采取的治疗措施是

A. 大剂量应用利尿剂

B. 小剂量应用利尿剂

C. 急诊血液透析

D. 继续观察病情变化

E. 降压治疗

F. 肾穿刺活检

（92～94 题共用题干）

患者，男，80 岁。因"反复胸闷、胸痛 1 年余，夜间不能平卧 3 个月"入院。入院查体：双侧肺底可闻及明显湿啰音，肝区叩诊浊音界锁骨中线肋下 1 横指，肝颈静脉回流征阴性，眼睑和颜面部、双下肢可见中度水肿。血肌酐 238μmol/L，血 BUN 38mmol/L，ALT 45U/L，AST 63U/L。患者家属诉既往血肌酐正常，未见检验报告。

92. 该患者最可能的诊断是

A. 肝肾综合征

B. 心肾综合征

C. 急性肾损伤

D. 慢性阻塞性肺疾病急性加重

E. 急性心力衰竭

F. 慢性肾衰竭

93. 为协助诊断，该患者首要的检查是

A. 肾脏超声

B. 肺功能

C. 尿红细胞位相显微镜检查

D. 胸部 X 线平片

E. 24 小时尿蛋白定量

F. 心脏超声

G. 胸部 CT

94. 该患者的首要治疗策略是

A. 利尿治疗

B. 护肝治疗

C. 平喘治疗

D. 纠正心功能不全

E. 液体复苏

F. 抗感染治疗

（95～97 题共用题干）

患者，男，36 岁。因"水肿、少尿 1 个月，鼻出血 3 天"入院。查体：贫血貌，血压为 160/90mmHg，血红蛋白 80g/L，尿蛋白（++），尿隐血（++），尿红细胞 6～8 个/HP，血肌酐 846μmol/L。B 超：左肾 9.1cm×4.1cm×4.2cm，右肾 8.6cm×4.3cm×4.1cm。

95. 患者最可能的诊断为

A. 急性肾损伤

B. 慢性肾炎急性发作

C. 急进性肾小球肾炎

D. 慢性肾衰竭

E. 小动脉性肾硬化症

F. 急性肾小管间质性肾炎

96. 该病失代偿期患者的肾小球滤过率减少至正常的

A. 80%～90%　　B. 60%～80%

C. 45%～60%　　D. 25%～50%

E. 10% 以下　　F. 5% 以下

97. 该病尿毒症期的改变主要为

A. 高钾血症　　B. 高钙血症

C. 酸中毒　　D. 低磷血症

E. 低钾血症　　F. 高血压

G. 低钙血症

（98～100 题共用题干）

患者，男，70 岁。因"肾移植术后 8 年，血肌酐升高 2 年"入院。肾移植术后肾功能恢复正常，予泼尼松、环孢素、吗替麦考酚酯抗排异治疗。6 年前，发现糖尿病，口服降糖药物治疗。5 年前，发现高血压。近 1 年来，血肌酐逐渐升高，但尿量未减少。实验室检查：血肌酐 180μmol/L；尿蛋白（＋），尿红细胞（－）。移植肾 B 型超声示：移植肾大小、血流灌注正常。

98. 为明确诊断，应进行的检查有
    A. 群体反应抗体
    B. 环孢素血药浓度
    C. 24 小时尿蛋白定量
    D. 移植肾活检病理检查
    E. 眼底检查
    F. 移植肾磁共振尿路造影

99. ［提示：群体反应抗体阴性，环孢素谷值血药浓度 1.65μg/L。移植肾穿刺病理结果：肾小球硬化比例 65%，其余肾小球可见系膜基质增多；肾小管萎缩、间质纤维化比例约 50%，小动脉内膜玻璃样变性。眼底检查提示：视网膜动脉硬化病变］患者血肌酐升高的原因是
    A. 慢性环孢素肾病
    B. 高血压肾损害
    C. 急性排斥反应
    D. 慢性排斥反应
    E. 肾炎复发
    F. 糖尿病肾病

100. 可以考虑的治疗措施有
    A. 改用胰岛素控制血糖
    B. 环孢素改为西罗莫司
    C. 肾素－血管紧张素－醛固酮系统（RAAS）抑制药
    D. 控制血压
    E. 减少环孢素剂量
    F. 加大环孢素剂量

全真模拟试卷（三）

一、单选题：每道试题由 1 个题干和 5 个备选答案组成，题干在前，选项在后。选项 A、B、C、D、E 中只有 1 个为正确答案，其余均为干扰选项。

1. 肾蒂内主要结构的排列，从上到下依次为
   A. 肾动脉、肾静脉和肾盂
   B. 肾静脉、肾动脉和肾盂
   C. 肾静脉、肾盂和肾动脉
   D. 肾盂、肾静脉和肾动脉
   E. 肾动脉、肾盂和肾静脉

2. 肾小管重吸收的主要部位是
   A. 远端小管   B. 近端小管
   C. 髓袢降支粗段   D. 集合管
   E. 髓袢降支细段

3. 肾动态显像的优势在于能够测定
   A. 肾肿瘤
   B. 泌尿系统梗阻性病变
   C. 分肾功能
   D. 肾脏的基本情况
   E. 输尿管肿瘤

4. 肾穿刺活检术后鼓励患者多饮水的目的是
   A. 增加尿量，促进少量积血排出
   B. 防止尿潴留
   C. 增加血容量
   D. 减轻患者疼痛症状
   E. 增加患者活动的次数

5. 关于急性肾小球肾炎的治疗措施，首先应选用
   A. 对症治疗
   B. 泼尼松治疗
   C. 止血药治疗
   D. 细胞毒药物治疗
   E. 中药治疗

6. 在急进性肾小球肾炎的临床表现中，最为突出的是
   A. 水肿   B. 镜下血尿
   C. 少尿或无尿   D. 高血压
   E. 心包摩擦音

7. 丙肝病毒相关性肾炎 HCV – RNA 明显升高应采用的治疗方案为
   A. 类固醇激素联合细胞毒药物
   B. 血管紧张素转换酶抑制剂
   C. 干扰素
   D. 类固醇激素
   E. 细胞毒药物

8. 下列肾病综合征病理类型中，对糖皮质激素治疗敏感的是
   A. 微小病变型肾病
   B. 膜增生性肾小球肾炎
   C. 节段性肾小球硬化
   D. 膜性肾病
   E. 乙型肝炎病毒相关性肾小球肾炎

9. 狼疮性肾炎最终可演变成
   A. 慢性肾盂肾炎   B. 慢性肾炎
   C. 尿路感染   D. 肾病综合征
   E. 尿毒症

10. 下列对造影剂肾病没有预防作用的是
    A. 尽量应用最低剂量造影剂
    B. 尽量选择等渗性造影剂
    C. 尽量选择低渗性造影剂
    D. 应用袢利尿药或甘露醇

E. 造影前多饮水，造影后静脉滴注
   0.9%氯化钠溶液

11. 急性肾小管间质性肾炎肾脏免疫荧光检查一般为阴性，但有时可以见到的沉积物是
    A. IgA 及 IgG　　　　B. IgE 及 IgG
    C. IgE 及补体 C3　　 D. IgG 及补体 C3
    E. 补体 C3

12. 婴儿最常见的肾囊肿性疾病是
    A. 多房性囊肿
    B. 多囊性肾发育不良
    C. 单纯性肾囊肿
    D. 髓质海绵肾
    E. 获得性肾囊肿

13. 膀胱炎属于下列哪种尿路感染
    A. 下尿路感染
    B. 复杂性尿路感染
    C. 上尿路感染
    D. 细菌性尿路感染
    E. 非复杂性尿路感染

14. 一旦确诊产后急性肾损伤，应尽早采取
    A. 血液透析
    B. 血浆置换治疗
    C. 去纤维肽治疗
    D. 抗凝药及血小板解聚药治疗
    E. 化疗

15. 肝肾综合征的病因可能是
    A. 过度利尿
    B. 各种急、慢性重症肝病导致的肝衰竭
    C. 细菌感染
    D. 大量腹腔积液
    E. 消化道出血

16. 慢性肾功能不全尿毒症患者在纠正酸中毒后发生抽搐，下列最迅速且有效

的治疗措施为
    A. 肌内注射地西泮
    B. 肌内注射维生素 D
    C. 口服镇静药
    D. 静脉注射葡萄糖酸钙
    E. 静脉注射呋塞米

17. 下列哪项是血浆置换常用的置换液
    A. 0.9% NaCl 溶液
    B. 乳酸钠林格液
    C. 新鲜冰冻血浆
    D. 5% 葡萄糖氯化钠溶液
    E. 5% 葡萄糖溶液

18. 两性霉素 B 肾病主要表现为
    A. RTA 肾性糖尿、肾性尿崩症
    B. 急性过敏性间质性肾炎
    C. 急进性肾小球肾炎
    D. 慢性肾炎
    E. 肾病综合征

19. 关于预防移植肾功能延迟恢复的措施，下列哪项除外
    A. 尽量缩短热缺血和冷缺血时间
    B. 增加边缘供肾使用
    C. 致敏患者应预先进行去敏治疗
    D. 改善供肾保存技术
    E. 术前尽量改善受者的身体状况

20. 巴利单抗的推荐使用方法为
    A. 每次 5mg　　　　B. 每次 10mg
    C. 每次 15mg　　　 D. 每次 20mg
    E. 每次 25mg

21. 患者，男，50 岁。因"双下肢水肿 3 日"就诊。既往有糖尿病病史 4 年。实验室检查：尿蛋白（＋＋＋），尿隐血（＋＋＋），尿白细胞 0～1 个/HP，尿红细胞 50～60 个/HP，变形红细胞 80%，24 小时尿蛋白定量 4.67g；血清白蛋白 29g/L，血肌酐 120μmol/L。

为明确诊断，需要进行的检查是

A. 肾血管造影　　　B. 双肾彩超

C. 肾穿刺活检　　　D. 尿渗透压检查

E. 双肾 CT

22. 患者，男，24 岁。突然出现水肿、尿少和血尿，3 周后进入昏迷状态。尿蛋白（＋＋＋），红细胞 10～15 个/HP，白细胞 1～3 个/HP，颗粒管型 0～3 个/HP。血压为 180/110mmHg，血清尿素氮 27mmol/L。对该患者的紧急处理措施为

A. 静脉滴注甘露醇

B. 静脉滴注地塞米松

C. 应用止血药

D. 应用呋塞米及降压治疗

E. 抗感染治疗

23. 患者，男，44 岁。因视物模糊就诊。查体：血压 190/120mmHg。尿检：红细胞（＋），尿蛋白（＋）。下列提示恶性小动脉性肾硬化的是

A. 血肌酐 125μmol/L

B. 血尿酸 468μmol/L

C. 眼底火焰状出血伴棉絮状渗出

D. 双肾萎缩

E. 24 小时尿蛋白 1.2g

24. 患者，男，77 岁。体重 75kg，冠心病合并慢性肾衰，发生急性左心衰、心源性肺水肿合并 ARF。目前 CRRT 治疗参数：后稀释 CVVH，血流速 150ml/min，置换液 2000ml/h，净超滤 100ml/h。该患者的超滤率（UFR）为

A. 28ml/（kg·h）

B. 30ml/（kg·h）

C. 32ml/（kg·h）

D. 33ml/（kg·h）

E. 35ml/（kg·h）

25. 患者，男，31 岁。出现头痛、头晕伴恶心、呕吐半个月。血压为 150/

95mmHg，Hb 60g/L，ESR 30mm/h，尿比重 1.010，尿蛋白（＋＋＋＋），尿红细胞（＋＋），尿白细胞（＋），蜡样管型（＋），BUN 42mmol/L。患者最可能的诊断为

A. 急进性高血压

B. 慢性肾盂肾炎合并肾衰竭

C. 肾结核

D. 急性肾小球肾炎

E. 慢性肾炎合并肾衰竭

二、多选题：每道试题由 1 个题干和 5 个备选答案组成，题干在前，选项在后。选项 A、B、C、D、E 中至少有 2 个正确答案。

26. 肾功能检查的主要目的包括

A. 了解肾脏功能有无损害及其程度

B. 了解肾脏功能损害的部位

C. 动态观察肾脏病的病情

D. 协助制定治疗方案

E. 判断肾脏病的预后

27. IgA 肾病发展过程中加重肾损害最重要的因素是

A. 反复发作肉眼血尿

B. 水肿

C. 高脂血症

D. 持续难以控制的高血压

E. 蛋白尿

28. ANCA 相关性小血管炎，包括下列哪些疾病

A. EGPA　　　　　B. GPA

C. MPA　　　　　D. IgA 肾病

E. 链球菌感染后肾小球肾炎

29. 对于无症状肾静脉血栓患者，其检测途径有

A. 筛查　　　　　B. 影像学检查

C. 二氧化碳造影　　D. 结合临床表现

E. 实验室检查

30. 下列检查中，有助于确诊远端肾小管性酸中毒的是
    A. 尿与血二氧化碳分压比值测定
    B. 硫酸钠试验及呋塞米试验
    C. 碳酸氢钠重吸收试验
    D. 氯化铵负荷试验
    E. 中性磷酸盐试验

31. IgG 4 相关间质性肾炎可出现的病理改变有
    A. 肾间质单个核细胞浸润
    B. 席纹样纤维化
    C. 急性小管炎
    D. 肉芽肿形成
    E. 坏死性血管炎

32. 与肾小管相关的常染色体隐性遗传性多囊肾病表现为
    A. 多尿
    B. 遗尿
    C. 低钠
    D. 高氯性代谢性酸中毒
    E. 低钙

33. Liddle 综合征的临床表现有
    A. 头痛   B. 肌肉无力
    C. 多尿、烦渴   D. 感觉异常
    E. 视网膜病变

34. 慢性尿路感染者的临床症状相对较轻，通常表现为
    A. 膀胱区不适感   B. 膀胱刺激症状
    C. 腰背部不适感   D. 贫血
    E. 高血压

35. 肾盂肾炎的并发症包括
    A. 肾周围脓肿   B. 尿路感染
    C. 肾盂积脓   D. 败血症
    E. 肾乳头坏死

36. 关于子痫前期的肾脏病理表现，叙述正确的是
    A. 肾小球内皮细胞增生为较为特异的表现
    B. 可能伴有局灶节段性肾小球硬化
    C. 毛细血管襻中通常可见襻坏死
    D. 大量蛋白尿时，电镜下可观察到足细胞足突融合
    E. 肾脏病理改变在产后一般会恢复

37. 在慢性肾脏病患者的干预措施中，新的治疗探索有哪些
    A. 醛固酮受体阻滞剂
    B. 内皮素受体拮抗剂
    C. 瘦素拮抗剂
    D. 糖胺聚糖治疗
    E. 血管肽酶抑制剂

38. 对于慢性肾衰竭患者，纠正贫血的措施包括
    A. 病因治疗   B. 充分透析
    C. 肾移植   D. 肾活检
    E. 输血、输红细胞悬液

39. 肾小管间质疾病所致的慢性肾衰竭，可表现为
    A. 乳糜尿   B. 贫血
    C. 低血压   D. 夜尿增多
    E. 代谢性酸中毒

40. 下列疾病中，属于肾性骨营养不良症的有
    A. 纤维性骨炎
    B. 骨硬化症
    C. 骨质疏松症
    D. 尿毒症骨软化症
    E. 骨肉瘤

41. 关于血液透析过程中发生的肌肉痉挛，叙述正确的是
    A. 由超滤过多、过快所致
    B. 与低血钠有关
    C. 与低血钙有关

D. 可发生在手、足或腓肠肌

E. 呈痛性痉挛

42. 当出现可疑的腹透管引流不畅时，下列处理方式中，正确的是

   A. 拍立位腹部 X 线片

   B. 加强通便

   C. 增加活动

   D. 肝素盐水或尿激酶盐水封管

   E. 将注射器连接腹透管抽吸

43. 西罗莫司主要的不良反应有

   A. 高脂血症   B. 高胆固醇血症

   C. 蛋白尿   D. 血尿

   E. 泌尿系统感染

44. 移植肾功能恢复延迟的主要原因有

   A. ATN

   B. 加速性排斥或急性排斥反应

   C. 药物肾毒性

   D. 移植肾动静脉血栓

   E. 输尿管梗阻

45. 药物性肾病血液系统损害症状包括

   A. 白细胞计数减少或增多

   B. 贫血

   C. 血小板计数减少

   D. 血小板计数增多

   E. 红细胞计数减少或增多

46. 引起血栓性微血管病的药物有

   A. 环孢素   B. 丝裂霉素

   C. 万古霉素   D. 两性霉素 B

   E. 苯妥英钠

47. 多种药物或者化学物质可导致横纹肌裂解症，肌肉裂解所产生的肌红蛋白可以引起

   A. 肾小管间质损伤

   B. AKI

   C. 慢性间质性肾炎

   D. 急性间质性肾炎

   E. 肾小管酸中毒

48. 氨基糖苷类抗生素肾病主要表现为肾小管性蛋白尿、管型尿、肾浓缩功能障碍等，并可出现

   A. 急性肾损伤

   B. 肌酐清除率下降

   C. 慢性肾衰竭

   D. 肌酐清除率上升

   E. 慢性肾小球肾炎

三、共用题干单选题：叙述一个以单一患者或家庭为中心的临床情景，提出 2～6 个相互独立的问题，问题可随病情的发展逐步增加部分新信息，每个问题只有 1 个正确答案，以考查临床综合能力。答题过程是不可逆的，即进入下一问后不能再返回修改所有前面的答案。

（49～50 题共用题干）

   患者，男，40 岁。发现眼睑及双下肢水肿 20 天，尿蛋白（＋＋＋＋），血浆清蛋白 22g/L，Sc, 72μmol/L。

49. 为明确诊断，应首选的检查是

   A. 抗链球菌溶血素 "O" 测定

   B. 肾综合征出血热抗体检测

   C. ANCA 检测

   D. 肾脏 B 超

   E. 24 小时尿蛋白定量

50. 首先考虑诊断为

   A. 急性肾小球肾炎

   B. 肾综合征出血热肾损害

   C. 肾病综合征

   D. 急进性肾小球肾炎

   E. 肝硬化

（51～52 题共用题干）

   某患者诊断溶血性尿毒综合征多年，病情平素控制尚稳定。

51. 现近 1 周内肾功能指标重度异常，血

小板减少明显，目前首选的治疗方案是

A. 维持水、电解质平衡

B. 输注血小板

C. 透析治疗

D. 手术脾切除

E. 中医中药治疗

52. 该病例与 DIC 鉴别，最有特色的鉴别指标是

A. 血小板减少　　B. 凝血功能障碍

C. 肾功能异常　　D. 贫血

E. 水、电解质紊乱

（53～55 题共用题干）

患者，男，77 岁。有冠心病病史 15 年，1 周前血压升高至 200/110mmHg，血肌酐 256μmol/L，24 小时尿蛋白定量 0.8g，3 天前出现呼吸急促，难以平卧。

53. 患者最可能的诊断为

A. 原发性肾小球肾炎

B. 良性肾小动脉硬化

C. 恶性肾小动脉硬化

D. 缺血性肾病

E. 糖尿病肾病

54. 下列可作为首选筛查的是

A. 血、尿醛固酮

B. 血肾素 – 血管紧张素

C. 甲状腺功能

D. 肾动脉多普勒超声

E. 冠脉 CTA

55. 进一步确诊所需的手段是

A. 肾动脉造影　　B. 药物治疗

C. 肾穿刺　　D. 冠脉造影

E. CTA

（56～58 题共用题干）

患者，女，54 岁。眼干伴下眼睑增大 1 年，半年前出现消瘦、夜尿增多。血常规：血红蛋白 95g/L，白细胞 6.6×10⁹/L，嗜酸性粒细胞 7%；尿常规：蛋白质 1g/L，红细胞 80/μL，24 小时尿蛋白 0.7g；血肌酐 236μmol/L，血清免疫球蛋白 G 28g/L（正常范围 <17g/L）。

56. 根据题干描述，下列需要鉴别的病因可能性最小的是

A. 干燥综合征

B. 系统性红斑狼疮

C. IgG 4 相关性疾病

D. 浆细胞病

E. IgA 肾病

57. 该患者下一步应完善的检查不包括

A. IgG 各亚型定量

B. ANCA

C. 血清固定免疫电泳及血涂片

D. ANA、ds – DNA、ENA

E. 增强 CT

58. 如患者完成肾穿刺活检检查，下一步较有意义的病理染色是

A. PASM 染色

B. HE 染色

C. IgG 及 IgG4 免疫组化染色

D. Masson 三色染色

E. CD3、CD4、CD20 组化染色

（59～61 题共用题干）

患者，男，37 岁。劳累后突然出现酱油色尿，伴有乏力，无尿频、尿急、尿痛，无肾绞痛，无发热。查体：血压 120/70mmHg，血红蛋白 109g/L。

59. 该患者应首选的检查是

A. 尿三杯试验

B. 静脉肾盂造影检查

C. 膀胱镜检查

D. 尿隐血试验

E. 尿沉渣红细胞形态检查

60. 下列最不可能的诊断是

A. 肾结核　　　　B. 多囊肾

C. 肾小球肾炎　　D. 肾盂肾炎

E. 膀胱癌

61. 如患者为泌尿系统疾病，应进一步进行的处理是

A. 静脉给予抗生素治疗

B. 肾脏 ECT 检查

C. 肾 B 超检查

D. 静脉或肌内注射止血药

E. 放射性核素肾图检查

（62～65 题共用题干）

患者，男，50 岁。10 年前确诊为 IgA 肾病。血清肌酐 90μmol/L，口服中药治疗，未定期复查肾功能。3 年前，发现血压升高，最高达 165/105mmHg，平时服用厄贝沙坦 150mg，qd，之后血压控制在 130/80mmHg。1 周前，患者出现乏力，伴有胃纳减退、晨起恶心、呕吐，尿量减少至每天约 300ml，双下肢水肿。实验室检查：血红蛋白 68g/L。尿蛋白（＋＋），尿红细胞8～10个/HP，24 小时尿蛋白定量 12g。血清白蛋白30g/L，尿素 37.2mmol/L，肌酐 1081μmol/L，尿酸 593μmol/L。血钾 6.3mmol/L，二氧化碳结合力 14mmol/L，钙2.06mmol/L，磷2.01mmol/L。甲状旁腺素 605.9pg/ml。超声检查示：右肾 81mm × 35mm × 36mm，左肾 82mm × 33mm × 34mm，双肾皮质回声增高，皮、髓质分界不清，双肾盂分离（－），双侧输尿管未见扩张。

62. 该患者目前最佳治疗措施是

A. 血液灌流

B. 血液透析

C. 血液滤过

D. SCUF

E. 饮食控制，非透析治疗

63. 如果该患者需要血液透析治疗，在诱导透析过程中出现头痛、烦躁、恶心、呕吐伴抽搐。此时最可能的情况是

A. 首次使用综合征

B. 失衡综合征

C. 尿毒症脑病

D. 高血压脑病

E. 低钙血症

64. 其发生原因与下列哪种情况无关

A. 血浆渗透压降低

B. 继发性甲状旁腺功能亢进

C. 颅内渗透性物质增加

D. 透析中低血糖

E. 脑脊液 pH 升高

65. 为避免这种情况，可采取的措施是

A. 增加透析器面积

B. 减慢透析血流量，延长透析时间

C. 采用高效透析器

D. 使用低钠透析液

E. 增加透析频率

四、案例分析题：每道案例分析题至少 3～12 问。每问的备选答案至少 6 个，最多 12 个，正确答案及错误答案的个数不定。考生每选对一个正确答案给 1 个得分点，选错一个扣 1 个得分点，直至扣至本问得分为 0，即不含得负分。案例分析题的答题过程是不可逆的，即进入下一问后不能再返回修改所有前面的答案。

（66～68 题共用题干）

患者，男，27 岁。因"上呼吸道感染后 3 日出现肉眼血尿"就诊。患者诉常自感咽喉部不适。查体：无水肿，血压为 140/90mmHg。尿沉渣检查提示：尿红细胞满视野，尿蛋白（＋＋）。

66. 为明确诊断，应首选的检查是

A. 肾 B 超

B. 肝、肾功能

C. 红细胞沉降率及血清补体 C3 测定

D. 肾病理活检

E. 静脉肾盂造影

F. 膀胱镜

67. 首先考虑诊断为

 A. 急进性肾小球肾炎

 B. IgA 肾病

 C. 急性肾小球肾炎

 D. 肾病综合征

 E. 高血压肾病

 F. 尿路感染

68. 下列处理方法中，错误的是

 A. 给予血管紧张素转化酶抑制药控制蛋白尿

 B. 给予氨氯地平降血压

 C. 择期行腭扁桃体摘除术

 D. 给予头孢克肟胶囊抗感染

 E. 给予大剂量糖皮质激素

 F. 给予血管紧张素受体阻滞药控制蛋白尿

（69～72 题共用题干）

 患者，女，24 岁。关节痛半个月伴双下肢水肿 10 天。血压 180/100mmHg。近 3 天患者尿量逐渐减少，每天尿量 300ml，24 小时尿蛋白 8200mg，尿红细胞 15～20 个/HP，Hb 65g/L，血清白蛋白 19.5g/L，Sc_r 132μmol/L。

69. 该患者目前最需要做的是

 A. 大剂量利尿剂利尿

 B. 补充白蛋白

 C. 肾脏穿刺

 D. 低蛋白饮食

 E. 促红细胞生成素的应用

 F. 高蛋白饮食

70. 该患者最可能的诊断是

 A. 慢性肾炎

 B. 急性肾炎

 C. 急性间质性肾炎

D. 狼疮性肾炎

E. 类风湿关节炎相关性肾炎

F. IgA 肾病

71. 患者入院后行肾脏穿刺，明确为狼疮性肾炎Ⅳ型。下列治疗方案，最合理的是

 A. 甲泼尼龙 500mg 冲击

 B. 甲泼尼龙 500mg 冲击 + CTX

 C. 甲泼尼龙 500mg 冲击 + 吗替麦考酚酯

 D. 甲泼尼龙 500mg 冲击 + 硫唑嘌呤

 E. 泼尼松 1mg/（kg·d）+ 环孢素

 F. 泼尼松 1mg/kg + NSAID + 抗生素

72. 患者经过治疗后病情稳定，饮食正常，Hb 上升至 92g/L。出院后 2 个月，患者出现乏力、头晕，入院查 Hb 56g/L，24 小时尿蛋白定量 2.8g，ds－DNA（－），ANA（＋），ESR 29mm/h。患者目前需要做的检查和可能的诊断是

 A. Coomb 试验，狼疮活动

 B. 血清铁、铁蛋白、总铁结合力，缺铁性贫血

 C. 叶酸、维生素 B_{12}，巨幼细胞贫血

 D. 骨髓穿刺，骨髓抑制

 E. 外周血涂片，狼疮继发 TTP

 F. 抗链球菌溶血素 O 试验，溶血性贫血

（73～75 题共用题干）

 患者，女，45 岁。2 周前因"出现肾病综合征表现"就诊，既往有慢性丙肝病史。查体：血压 180/90mmHg，肝、脾未及，腹水（－）。实验室检查：ALT 80U/L，AST 50U/L，尿蛋白（＋＋＋），尿红细胞 1～3个/HP，尿白细胞 0～1 个/HP，24 小时尿蛋白 5.9g，冷球蛋白、抗核抗体均阳性，补体 C4 下降，肾功能正常。

73. 该患者考虑诊断为

A. 狼疮性肾炎

B. 过敏性紫癜肾炎

C. 乙肝相关性肾炎

D. 丙肝相关性肾炎

E. 造影剂相关性肾炎

F. 慢性酒精性肝病

74. 最有利于丙肝相关性肾炎的诊断依据是

    A. HCV - RNA 明显升高

    B. HCV - Ab（+）

    C. HBsAg（+）

    D. 肾穿病理见 HCVAg（+）

    E. 肾穿病理见上皮下免疫复合物沉积，基膜钉突样改变

    F. 肾穿病理见上皮下驼峰状电子致密物沉积

75. 该患者的治疗中，暂不考虑的是

    A. 大剂量激素治疗　　B. 饮食治疗

    C. 干扰素　　　　　　D. 控制血压

    E. 利巴韦林　　　　　F. 贺普丁

（76~78 题共用题干）

    患者，男，71 岁。患有糖尿病 15 年，2 个月前开始出现明显双下肢水肿。住院后尿常规示：尿蛋白（++++），尿红细胞 1~2 个/HP，24 小时尿蛋白定量 5.35g。血生化检测：白蛋白 21g/L，血肌酐 61μmol/L。肾活检病理诊断为膜性肾病，给予血管紧张素受体拮抗剂（ARB）和环孢素 A（200mg/d）等治疗后出院。在治疗 7 周时，水肿和尿蛋白未明显改善，突发腰痛，双侧肾区有叩击痛。尿常规检查示：尿蛋白（++++），尿红细胞 30~50 个/HP，血生化检测：白蛋白 20g/L，血肌酐 365μmol/L。近 1 周尿量维持在 950~1200ml/24h。B 超示双肾体积略大。

76. 患者目前最可能的诊断为

    A. 药物相关急性肾损伤

B. 肾梗死

C. 双侧肾静脉血栓

D. 肾病综合征

E. 肾动脉狭窄

F. 肾裂伤

77. 患者的进一步检查不包括

    A. 尿沉渣相差显微镜检查

    B. 超声多普勒

    C. CT 血管造影

    D. MRI

    E. 核素检查

    F. B 超

78. 患者当前应给予的治疗是

    A. 肝素

    B. 需监测 INR，目标值一般为 2~3

    C. 停用或减量环孢霉素 A

    D. 停用 ARB

    E. 溶栓治疗

    F. 利尿

（79~81 题共用题干）

    患者，女，42 岁。误吞生青鱼胆 2 枚，3 小时后出现腰背痛，伴有呕吐、腹泻等症状，次日因少尿就诊。查体：血压 150/90mmHg，S_{cr} 600μmol/L。

79. 为明确诊断，该患者宜采用的方法为

    A. 肾穿刺

    B. 尿液结核菌培养

    C. 静脉肾盂造影

    D. 肾动脉造影

    E. 腹部 B 超

    F. 血培养

80. ［提示：患者肾活检显示肾小球大致正常，肾小管上皮细胞坏死、崩解脱落以及细胞核浓缩、碎裂，核溶解，肾小管基底膜裸露，间质出现充血、水肿以及炎症细胞浸润］最可能的诊断为

A. 新月体肾炎

B. 急性肾盂肾炎

C. 急性间质性肾炎

D. 急性肾小管坏死

E. 慢性间质性肾炎

F. 尿路结石急性发作

81. [提示：患者住院 2 天后，症状无改善，每日尿量 300ml，Sc_r 750μmol/L] 应选下列哪项治疗最佳

    A. 应用大剂量利尿剂

    B. 给予 α 酮酸

    C. 限制水摄入

    D. 透析疗法

    E. 使用糖皮质激素

    F. 降尿蛋白治疗

(82~84 题共用题干)

患者，男，66 岁。因反复胸闷不适，行冠脉 CTA 检查。检查前，血肌酐 95μmol/L，术后 2 天患者自觉腰部稍有酸胀不适，复查血肌酐 184μmol/L，尿蛋白（-），尿红细胞（-）。

82. 该患者肌酐升高首先考虑的原因是

    A. 急性肾小球肾炎

    B. ANCA 相关血管炎

    C. 尿路感染

    D. 碘对比剂诱导的急性肾损伤

    E. 心功能不全

    F. 尿路梗阻

83. 此类疾病肾脏病理的主要表现为

    A. 肾小球系膜细胞增生

    B. 肾小管上皮细胞可见凝固性坏死和崩解脱落

    C. 肾间质水肿

    D. 肾小管上皮细胞出现严重的颗粒和空泡变性

    E. 肾间质可见淋巴细胞和单核细胞浸润

F. 肾血管透明变性

84. 该疾病的预防措施包括

    A. 透析

    B. 充分水化

    C. 抗氧化治疗

    D. 应用利钠肽

    E. 应用 RAAS 抑制剂

    F. 大剂量利尿剂

(85~88 题共用题干)

患者，男，27 岁。发现双下肢皮疹伴关节痛 1 周。查体：双下肢伸侧见出血性皮疹，略高出皮面，直径为 3~5mm。四肢关节无肿胀畸形。血常规：WBC 7.6×10^9/L，Hb 130g/L，PLT 165×10^{12}/L。拟诊断为过敏性紫癜。

85. 此患者最需要完善的检查是

    A. 尿常规

    B. 过敏原检查

    C. 抗核抗体测定

    D. 免疫球蛋白和补体测定

    E. 肾功能检查

    F. 肾穿刺活检

86. 尿常规：尿蛋白（+），红细胞数 5 个/HP。肾功能：Sc_r 65μmol/L。该患者下一步首选的检查是

    A. 24 小时尿蛋白定量

    B. 尿脱落细胞检查

    C. 泌尿系统 B 超

    D. 尿红细胞位相显微镜检查形态

    E. 骨髓涂片

    F. 肾穿刺活检

87. 如果该患者经一般治疗 3 个月，双下肢紫癜仍反复，复查尿常规：尿蛋白（++），红细胞数 10 个/HP。24 小时尿蛋白定量 2.6g。该患者下一步应进行的检查是

    A. 过敏原检测

B. 肾穿刺活检

C. 泌尿系统 B 超

D. 皮肤活检

E. 尿脱落细胞检查

F. 尿常规

88. 对于此患者的出院宣教，下列错误的是
    A. 避免接触过敏原
    B. 避免感染
    C. 预防上呼吸道感染
    D. 适当运动
    E. 低蛋白饮食
    F. 高蛋白饮食

（89~92 题共用题干）

患者，男，37 岁。因"活动后心悸、气短 1 个月，加重伴咳嗽及恶心、呕吐 1 周"入院。既往慢性肾小球肾炎病史 13 年。自诉于 1 个月前感冒后出现活动后心悸、气短，1 周前呼吸困难突然加重。病程中尿量减少，24 小时尿量约 800ml。查体：血压 190/110mmHg，心率 108 次/分，心律齐，呼吸 28 次/分。半卧位，处于低流量吸氧中。慢性病容，贫血貌，结膜苍白，双下肢水肿。肺 CT 示双肺底感染。血常规：白细胞 1.3×10^9/L，中性粒细胞 0.85，淋巴细胞 0.13，红细胞 2.2×10^{12}/L，血红蛋白 86g/L。血肌酐 682μmol/L，二氧化碳结合力 16.2mmol/L。

89. 该患者最可能的诊断为
    A. 慢性肾脏病 5 期
    B. 肺感染
    C. 心功能不全，心功能Ⅳ级
    D. 慢性肾小球肾炎
    E. 缺铁性贫血
    F. 呼吸性酸中毒

90. 应与哪些疾病相鉴别
    A. 继发性肾脏疾病（如糖尿病、高血

压病、痛风肾和狼疮性肾炎等）
    B. 贫血需与血液系统疾病相鉴别
    C. 急性肾脏病变（如急性肾损伤、急进性肾小球肾炎等）
    D. 其他泌尿系统疾病（如慢性肾盂肾炎、尿路梗阻）
    E. 感染或心功能不全导致肾损害急性加重
    F. 病毒性心肌炎

91. 为明确诊断，需要完善的检查有
    A. 心电图　　　　B. 心脏彩超
    C. 泌尿系彩超　　D. 胸部 X 线
    E. 腹部 X 线　　　F. 必要时骨穿

92. 需要进行哪些治疗
    A. 低蛋白饮食
    B. 抗感染治疗
    C. 纠正贫血
    D. 控制血压
    E. 改善心脏功能
    F. 如病情加重可进行血液透析

（93~96 题共用题干）

患者，男，36 岁。因"头晕、乏力，皮肤瘙痒、下腹部肌肉痉挛，双下肢骨痛"就诊。查体：血压为 171/121mmHg，无水肿。实验室检查：Hb 80g/L，BUN 22mmol/L，Sc, 549μmol/L，CO_2 结合力 23mmol/L；尿比重 1.014，尿蛋白（+），颗粒管型 0~2 个/HP。

93. 患者最可能的诊断为
    A. 肾性骨病
    B. 继发性甲状旁腺功能亢进
    C. 慢性肾脏病 5 期
    D. 周围神经炎
    E. 肾性高血压
    F. 高血压脑病

94. 为了明确诊断，应进一步完善的检查是

A. 血钙、血磷水平

B. 骨活检

C. 全身骨 X 线片

D. 全段甲状旁腺素

E. 甲状腺及甲状旁腺彩色多普勒超声

F. 颈部血管彩色多普勒超声

95. 随访中，关于患者甲状旁腺激素和钙、磷水平的监测频率，下列叙述正确的是

A. 每月监测 1 次

B. 每 2 个月监测 1 次

C. 每 3 个月监测 1 次

D. 每 6 个月监测 1 次

E. 每 9 个月监测 1 次

F. 每年监测 1 次

96. 如该患者血钙 1.8mmol/L，血磷 2.6mmol/L，全段甲状旁腺素 19.99pmol/L，X 线片显示骨质疏松。则患者目前不宜进行的治疗是

A. 血液透析

B. 睡前服用骨化三醇

C. 睡前服用碳酸钙维生素 D

D. 用餐时服用碳酸钙

E. 腹膜透析

F. 给予碳酸镧

（97~100 题共用题干）

患者，女，35 岁。因"乏力 2 个月，加重伴食欲缺乏 1 周"入院。急诊查肌酐 1289μmol/L。

97. 为明确诊断及病情，下一步可进行的检查是

A. 血常规和尿常规

B. 血生化

C. 双肾 B 超

D. 甲状旁腺激素

E. 腹部增强 CT

F. 肾盂静脉造影

G. 动脉血气分析

98. ［提示：实验室检查：血红蛋白 49g/L。双肾 B 超示：双肾缩小，皮、髓质分界不清；动脉血气示：pH 7.24，碳酸氢根 9mmol/L；尿蛋白（+），尿红细胞 6 个/HP；甲状旁腺激素 712pg/ml］该患者下一步可考虑的替代治疗有

A. 血液透析　　　　B. 腹膜透析

C. 肾移植　　　　　D. 血浆置换

E. 中药治疗　　　　F. 血液灌流

99. ［提示：患者行右颈内静脉临时置管，开始血液透析治疗。首次透析 2 小时，透析过程顺利，血压平稳，但透析末出现轻度头痛、恶心、呕吐］该患者的诊断应考虑

A. A 型透析器反应

B. B 型透析器反应

C. 尿毒症脑病

D. 失衡综合征

E. 脑出血

F. 透析相关低血压

100. 透析充分性的评估标准包括

A. 无尿毒症症状，患者自我感觉良好

B. 并发症较少，程度较轻

C. 血压和容量状态控制较好

D. 电解质和酸碱平衡指标基本维持在正常范围

E. 溶质清除较好，Kt/V 达到目标值

F. 残肾功能好

全真模拟试卷（四）

1. 致密斑位于
   A. 远曲小管
   B. 入球小动脉
   C. 肾小球血管祥
   D. 出球小动脉
   E. 入球小动脉和出球小动脉间

2. 肾小球毛细血管的滤过屏障是
   A. 上皮细胞足突裂隙
   B. 肾小球基底膜
   C. 内皮细胞孔
   D. 上皮细胞足突裂隙 + 肾小球基底膜
   E. 上皮细胞足突裂隙 + 肾小球基底膜 + 内皮细胞孔

3. 对于原因不明的慢性膀胱炎，应选择下列哪项检查进行确诊
   A. 细胞学检查
   B. 肾图
   C. 肾扫描
   D. 膀胱镜检和静脉肾盂造影
   E. 膀胱穿刺尿液检查

4. 下列哪项不是急进性肾小球肾炎（RPGN）的临床特点
   A. 多有上呼吸道感染的前驱症状，起病急，病情发展较快
   B. 临床上主要表现为肾病综合征的症状，尤其是Ⅲ型 RPGN
   C. 少数患者起病隐匿，以原因不明的发热、关节痛为前驱表现
   D. 肾功能在短期内迅速恶化发展至尿毒症
   E. Ⅰ型和Ⅱ型 RPGN 患者常较年轻，Ⅲ型多见于中老年

5. Ⅰ型新月体性肾小球肾炎患者，治疗方法或药物首选
   A. 血浆置换
   B. 大剂量免疫球蛋白
   C. 甲泼尼龙
   D. 细胞毒药物
   E. 雷公藤多苷

6. 肾病综合征使用苯丁酸氮芥治疗时，应观察的内容不包括
   A. 白细胞减少
   B. 出血性膀胱炎
   C. 肝功能损害
   D. 消化道症状
   E. 静脉炎

7. 丙肝病毒相关性肾炎，肾功能正常，24小时尿蛋白 1g，可以采用的治疗方案为
   A. 类固醇激素联合细胞毒药物
   B. 血管紧张素转换酶抑制剂
   C. 干扰素
   D. 类固醇激素
   E. 细胞毒药物

8. 过敏性紫癜肾炎的免疫病理特点为
   A. 无免疫球蛋白和补体成分沉积
   B. 以 IgG 和 C 为主沿肾小球毛细血管壁呈线条样沉积
   C. 以 IgG 和 C 为主沿肾小球毛细血管壁和系膜区呈颗粒样沉积
   D. 以 IgA 为主沿肾小球毛细血管壁和系膜区呈颗粒样沉积或团块状沉积
   E. 以 IgM 为主沿肾小球毛细血管壁和系膜区呈颗粒样沉积

9. 急性肾静脉血栓形成常表现为
   A. 尿频、尿急、尿痛
   B. 腰痛、血尿、肾功能不全
   C. 水肿、蛋白尿、少尿
   D. 腹痛、蛋白尿
   E. 肉眼血尿、高血压、水肿

10. 急性肾小管间质性肾炎有时可见到免疫复合物沉积于
    A. 肾小管基底膜
    B. 肾小球毛细血管基底膜
    C. 系膜区
    D. 肾小球毛细血管内膜
    E. 毛细血管

11. 常染色体隐性遗传性多囊肾病新生儿期的治疗重点在于
    A. 纠正水肿
    B. 纠正高血压
    C. 纠正患儿呼吸衰竭
    D. 控制尿路感染
    E. 控制酸中毒

12. 急性肾盂肾炎并发急性肾衰竭的原因主要为
    A. 炎症严重使肾乳突坏死
    B. 炎症严重，毒素吸收入血
    C. 炎症严重使尿路梗阻
    D. 炎症严重使肾实质广泛坏死
    E. 炎症严重产生大量脓性分泌物

13. 关于妊娠期肾盂和输尿管扩张的主要机制，错误的是
    A. 在妊娠状态下，高水平雌激素和黄体酮可使输尿管平滑肌松弛，蠕动减弱
    B. 卵巢悬韧带中的卵巢静脉扩张，可压迫骨盆入口处的输尿管
    C. 扩大的子宫可导致输尿管机械性压迫和梗阻
    D. 妊娠期左侧肾盂积水多于右侧

E. 集合管系统扩张从孕早期开始，孕28周到高峰

14. 针对急性肾损伤并发心力衰竭的患者，最有效的治疗措施是
    A. 强心治疗   B. 利尿治疗
    C. 扩血管治疗   D. 透析治疗
    E. 镇静治疗

15. 关于慢性肾衰竭的分期，下列正确的是
    A. 早期、尿毒症期
    B. 代偿期、尿毒症期
    C. 早期、肾衰竭期
    D. 尿毒症前期、尿毒症后期
    E. 代偿期、失代偿期、肾衰竭期、尿毒症期

16. 下列表现中，尿毒症患者一定会出现的是
    A. 出血   B. 贫血
    C. 高血压   D. 食欲缺乏
    E. 骨酸痛

17. 血液滤过的远期并发症是
    A. 致热原反应
    B. 败血症
    C. 微量元素慢性中毒
    D. 耗减综合征
    E. 贫血

18. 临床上为增加腹膜透析的超滤量常采用
    A. 提高腹透液葡萄糖浓度
    B. 增加腹透液交换次数
    C. 延长腹透液在腹腔内保留时间
    D. 在腹透液中加入适量的白蛋白
    E. 采用腹膜透析机操作

19. 目前肾脏替代治疗中能够基本完全替代肾脏功能的是
    A. 普通血液透析
    B. 腹膜透析

C. 连续性肾脏替代治疗

D. 肾移植

E. 夜间透析

20. β－内酰胺类抗生素肾病的尿液检查，蛋白尿多为

A. 重度肾小管源性蛋白尿

B. 肌红蛋白尿

C. 血红蛋白尿

D. 轻、中度肾小管源性蛋白尿

E. 微球蛋白尿

21. 患者，女，20岁。因"明显水肿3周、尿量持续减少、血尿"入院。入院时已进入昏迷状态，血压为180/100mmHg。尿蛋白（＋＋＋＋），红细胞满视野，红细胞管型3～5个/HP。血尿素氮为28mmol/L。肾活检：肾小球球囊中新月体形成，约占60%。患者最可能的诊断为

A. 急性肾小管坏死

B. 慢性肾炎急性发作

C. 急性肾炎伴急性肾衰竭

D. 急进性肾小球肾炎

E. 急进性高血压

22. 患者，男，40岁。1周前，肾活检显示局灶性增生和早期硬化性IgA肾小球肾炎伴大约5%细胞新月体形成，局灶性肾小球纤维素样坏死，局灶性轻度间质纤维化。患者无明显临床症状，无颜面部及双下肢水肿。查体：BMI 30kg/m²，血压138/78mmHg。实验室检查：血清K⁺ 4.2mmol/L，血肌酐123μmol/L，尿酸80mg/L，24小时尿蛋白定量1.2g。2个月后复查24小时尿蛋白定量为1.4g。目前，下列哪项治疗措施对患者最有利

A. 小剂量激素

B. 环孢素A联合小剂量激素

C. 吗替麦考酚酯联合小剂量激素

D. 别嘌醇

E. ACEI或ARB类药物

23. 患者，男，26岁。患有慢性肾炎、肾衰竭，BUN 46mmol/L，Scr 1108mol/L，应给予的饮食是

A. 普通饮食

B. 低植物蛋白饮食

C. 低蛋白饮食

D. 高蛋白饮食

E. 低动物蛋白饮食

24. 患者，男，51岁。3天前感冒发热后自行服用多种抗生素和退热药物，2天前出现尿量减少，24小时尿量为200ml，查血肌酐升高。否认既往慢性病史。该患者肾功能损害的最可能原因为

A. 水摄入减少

B. 药物

C. 感染

D. 应用退热药后出汗

E. 急性肾小球肾炎

25. 患者，女，30岁。服用头孢拉啶1周后，全身出现皮疹、瘙痒伴有低热。尿常规示：白细胞（＋），蛋白尿（＋），尿糖（＋），比重1.010。血肌酐213μmol/L，血糖4.7mmol/L。其最可能的诊断是

A. 慢性间质性肾炎

B. 急性药物过敏性间质性肾炎

C. 尿路感染

D. 急进性肾小球肾炎

E. 急性肾小球肾炎

二、多选题：每道试题由1个题干和5个备选答案组成，题干在前，选项在后。选项A、B、C、D、E中至少有2个正确答案。

26. 肾动态显像包括肾血流灌注显像和肾

功能显像，前者可获得

A. 双肾血流灌注的曲线

B. 双肾血流灌注的有关参数

C. 有关肾功能的定量参数

D. 显像剂排至肾盏、肾盂、输尿管、膀胱的动态过程

E. 肾图曲线

27. 诊断肾病综合征的基本要点为

A. 面部水肿

B. 血浆清蛋白≤30g/L

C. 24 小时尿蛋白定量≥3.5g

D. 肾功能正常

E. 血尿

28. IgA 肾病在发病前常有

A. 消化道感染　　　B. 肺部感染

C. 上呼吸道感染　　D. 泌尿道感染

E. 皮肤感染

29. 下列哪些症状属于溶血性尿毒综合征三联征

A. 发热　　　　　　B. 溶血性贫血

C. 精神异常　　　　D. 血小板减少

E. 急性肾衰竭

30. 肾动脉血栓的病因包括

A. 肾动脉病变

B. 恶性高血压

C. 动脉壁创伤

D. 血液凝固性增高

E. 肾静脉受压

31. 近端肾小管性酸中毒应与尿毒症性代谢性酸中毒相鉴别，其鉴别要点包括

A. 原发肾脏疾病病史

B. 原发肾脏疾病的临床表现

C. 血钾水平正常或降低

D. 尿 pH >6.0

E. 肾小球滤过率严重下降

32. 下列药物中，可引起药物相关性急性间质性肾炎的是

A. 磺胺类药物　　　B. 非甾体抗炎药

C. 利尿剂　　　　　D. 利福平

E. 质子泵抑制剂

33. 关于获得性肾囊肿的叙述，正确的是

A. 发病率随年龄增长而增加

B. 可见于肾衰竭长期透析者

C. 无家族史

D. 通常无临床症状

E. 可能并发恶性肿瘤

34. 关于薄基底膜肾病的预后，正确的是

A. 一般不会发展成为 ESKD

B. 20% 的患者出现慢性肾衰竭

C. 部分患者可能出现蛋白尿或血压升高

D. 10% 的患者出现慢性肾衰竭

E. 小于 5% 的患者出现慢性肾衰竭，或终末期肾脏病的风险很小

35. 关于妊娠期尿路感染，下列叙述正确的是

A. 反复出现尿路感染者，可用呋喃妥因行长程低剂量抑菌治疗

B. 阿莫西林、呋喃妥因或头孢菌素等相对安全

C. 宜选用毒性小的抗菌药物

D. 喹诺酮类药物也可作为治疗选择

E. 急性膀胱炎的治疗时间通常为 3 ~ 7 天

36. 下列可用于预防泌尿系结石的方法有

A. 大量饮水

B. 喝柠檬水

C. 低钙饮食

D. 控制动物蛋白摄入

E. 加用钙制剂

37. 先兆子痫的治疗原则有

A. 降压　　　　　　B. 解痉

C. 镇静　　　　　　D. 扩容

E. 利尿

38. 肌红蛋白所致 AKI 患者的并发症有
    A. 心力衰竭
    B. MODS
    C. 严重凝血功能障碍
    D. 肝功能损害
    E. 感染

39. 慢性肾衰竭的临床表现有
    A. 全身多器官损害
    B. 水、电解质及酸碱平衡紊乱
    C. 体内代谢产物蓄积
    D. 血管壁的炎症
    E. 毛细血管损害

40. 微炎症的表现有哪些
    A. 全身循环中炎症蛋白
    B. 炎症细胞因子升高
    C. 毛细血管损害
    D. 纤维素样坏死
    E. 红细胞增多

41. 我国慢性肾脏病（CKD）患者常见的心脑血管疾病包括
    A. 心力衰竭   B. 脑卒中
    C. 冠状动脉疾病   D. 左心室肥厚
    E. 心房纤颤

42. 慢性肾脏病相关骨矿物质紊乱（CKD - MBD）的管理目标是
    A. 尽可能将血磷、钙和 PTH 控制在目标值范围内
    B. 减少心血管疾病并发症
    C. 减少骨折
    D. 减少病痛、提高生活质量
    E. 降低死亡率

43. 关于失衡综合征的叙述，正确的是
    A. 以神经系统表现为主的症状
    B. 严重时出现嗜睡、癫痫样大发作、昏迷，甚至死亡
    C. 无神经系统定位体征
    D. 首次透析采用低血流量、短时间，增加透析频次，可以减少透析失衡的发生
    E. 严重水肿者，不选用膜面积大或高效透析器

44. 血浆置换的并发症包括
    A. 变态反应
    B. 低血容量性低血压
    C. 溶血
    D. 感染
    E. 出血倾向

45. 移植肾功能恢复延迟的临床表现有
    A. 少尿或无尿
    B. 早期血清肌酐明显下降
    C. 经血液净化治疗后尿量逐渐恢复，血肌酐进行性下降至稳定水平
    D. 伴低血压或高血压
    E. 彩超检查可见移植肾肿胀，肾皮、髓质界面模糊

46. 关于药物性肾病的影像学检查，正确的是
    A. 可见血尿，提示 ATIN 或 GN
    B. 可明确肾损害病理类型
    C. 可明确肾损害病理特点
    D. 可明确肾大小及有无梗阻
    E. 可明确肾大小及有无肿瘤

47. 药物所致的肾血管性病变主要有
    A. 血栓性微血管病
    B. 慢性肾炎
    C. 急性肾炎
    D. 系统性血管炎
    E. 狼疮性肾炎

48. 氨基糖苷类抗生素肾病的主要表现为
    A. 肾小管性蛋白尿
    B. 管型尿
    C. 血尿
    D. 肾浓缩功能障碍
    E. 排尿困难

三、共用题干单选题：叙述一个以单一患者或家庭为中心的临床情景，提出 2～6 个相互独立的问题，问题可随病情的发展逐步增加部分新信息，每个问题只有 1 个正确答案，以考查临床综合能力。答题过程是不可逆的，即进入下一问后不能再返回修改所有前面的答案。

(49～51 题共用题干)

患者，男，31 岁。因"体检发现血尿、蛋白尿 3 个月"入院。既往常有咽炎发作。查体：血压 150/90mmHg，双下肢轻度水肿。24 小时尿蛋白定量 1.5g，尿红细胞 10～20 个/HP，血肌酐 85μmol/L。

49. 该患者最可能的肾脏病变诊断为
   A. 新月体肾炎
   B. 微小病变型肾病
   C. 膜增生性肾小球肾炎
   D. 膜性肾病
   E. IgA 肾病

50. 该病最常见的临床表现为
   A. 水肿　　　　　　B. 肾衰竭
   C. 血尿　　　　　　D. 蛋白尿
   E. 高血压

51. 关于该病的预后，下列叙述正确的是
   A. 与肾穿时蛋白尿水平有关
   B. 与血清 IgA 水平有关
   C. 与肾脏 IgA 沉积的量有关
   D. 与是否应用糖皮质激素治疗有关
   E. 与随访时蛋白尿水平有关

(52～53 题共用题干)

患者，52 岁，确诊溶血性尿毒综合征，下列为其常见的并发症。

52. 如出现头痛、嗜睡、易激惹、肌震颤、惊厥，甚至昏迷等神经精神症状，并产生智力减退、行为异常、癫痫发作、肢体瘫痪等后遗症，多为累及
   A. 神经　　　　　　B. 肝脏

   C. 心脏　　　　　　D. 肾脏
   E. 脾脏

53. 如出现咯血、胸闷、气急等症状，多累及
   A. 神经　　　　　　B. 肝脏
   C. 心肺　　　　　　D. 肾脏
   E. 脾脏

(54～55 题共用题干)

患者，男，71 岁。有高血压病史 5 年，反复痛风发作史 10 年，主诉夜尿多。尿常规检查阴性，尿 β 微球蛋白增高，血肌酐 135μmol/L，尿酸 532μmol/L。平时用氨氯地平、氢氯噻嗪；痛风发作时用吲哚美辛、秋水仙碱。B 超示：左肾长径为 96mm，右肾长径为 92mm。

54. 如患者接受肾活检，下列对诊断良性小动脉性肾硬化有帮助的是
   A. 小叶间动脉内膜增厚，管腔狭窄
   B. 毛细血管壁增厚
   C. 系膜基质增加
   D. 间质纤维化、小管萎缩
   E. 肾小球出现微血栓

55. 下列对诊断尿酸性肾病有帮助的是
   A. 肾脏病理检查提示间质炎症
   B. 肾乳头钙化
   C. 尿中发现尿酸结晶
   D. 入球小动脉管壁增厚，充以嗜伊红物质
   E. 肾小管萎缩

(56～58 题共用题干)

患者，男，67 岁。因感冒发热服去痛片及输注青霉素，4 天后出现双下肢紫斑、尿少。实验室检查：尿蛋白（＋＋），尿红细胞 20～30 个/HP，尿嗜酸性粒细胞增高，血红蛋白 110g/L，血清白蛋白 31g/L，血肌酐 740μmol/L。B 超提示双肾体积增大。

56. 患者最可能的诊断为
    A. 急性肾炎
    B. 急进性肾小球肾炎
    C. 急性过敏性间质性肾炎
    D. 急性肾小管坏死
    E. 紫癜肾

57. 下列可确诊的检查方法是
    A. 双肾B超检查
    B. 指甲肌酐
    C. 肾小球滤过率
    D. 肾小管功能检查
    E. 肾活检

58. 如患者确诊为该疾病，其治疗原则是
    A. 抗生素   B. 腹透
    C. 血透   D. 利尿
    E. 停服可疑药物，透析

（59～60题共用题干）
患者，女，37岁。因"尿频、尿急、尿痛伴腰痛，发热39℃，畏寒"入院。外周血白细胞及分类正常；尿蛋白阳性；尿沉渣镜检白细胞10～15个/HP，红细胞多数，白细胞管型1～3个/HP。

59. 患者最可能的诊断为
    A. 慢性肾盂肾炎
    B. 过敏性肾小管间质性肾炎
    C. 急性肾盂肾炎
    D. 急性膀胱炎
    E. 慢性膀胱炎

60. 下列处理最恰当的是
    A. 立即选用抗生素治疗
    B. 口服抗生素治疗时应少饮水，以免降低疗效
    C. 先给予口服抗生素治疗，择时留尿做细菌学检查
    D. 待细菌培养及药物敏感试验结果出来后选用敏感抗生素
    E. 留尿送细菌学及尿常规检查，并立即给予对革兰阴性杆菌有效的抗生素

（61～62题共用题干）
患者，男，31岁。慢性肾炎，3年前血肌酐为150μmol/L，肾活检为增生硬化性IgA肾病，未进行治疗，目前血肌酐逐渐上升到300μmol/L。查甲状旁腺激素（PTH）160pg/ml，血磷1.8mmol/L，血钙1.8mmol/L。

61. 下列治疗措施最佳的是
    A. 使用含钙的磷结合剂
    B. 使用钙敏感受体激动剂
    C. 使用活性维生素D
    D. 使用非含钙的磷结合剂
    E. 开始透析治疗

62. 患者出现高磷血症最主要的原因是
    A. 慢性肾炎导致的炎症状态
    B. 维生素D缺乏
    C. 肾脏排泄磷减少
    D. 代谢性酸中毒
    E. 吸收增加

（63～65题共用题干）
患者，男，73岁。头晕伴有乏力、纳差6个月。查体：血压160/95mmHg，化验血红蛋白78g/L，随机血糖11.4mmol/L，血肌酐735μmol/L，血钾4.1mmol/L，HCO_3^- 19.8mmol/L。B超检查示：双肾萎缩。

63. 该患者可能的诊断为
    A. 急性肾衰竭
    B. 糖尿病酮症酸中毒
    C. 急性胃肠炎
    D. 慢性肾衰竭
    E. 增龄性退化

64. 评估患者的病情并与家属沟通决定行腹透治疗，以下术前准备，错误的是
    A. 评估患者有无腹透治疗的禁忌证

B. 评估患者动手操作腹透的能力

C. 术前备皮

D. 术前预防性使用抗生素

E. 术前排空膀胱和肠道

65. 关于腹膜透析置管术后护理，错误的是
    A. 出汗或伤口渗出需增加更换敷料的频率
    B. 每天采用无菌技术更换敷料
    C. 术后腹膜透析管制动
    D. 愈合过程中，出口部位不能浸水，以避免水生微生物的繁殖
    E. 术后如需马上开始腹透，应给予低容量透析

四、案例分析题：每道案例分析题至少 3 ~ 12 问。每问的备选答案至少 6 个，最多 12 个，正确答案及错误答案的个数不定。考生每选对一个正确答案给 1 个得分点，选错一个扣 1 个得分点，直至扣至本问得分为 0，即不含得负分。案例分析题的答题过程是不可逆的，即进入下一问后不能再返回修改所有前面的答案。

(66 ~ 69 题共用题干)

患者，男，31 岁。因"咽痛伴发热 2 周"就诊。2 年前体检发现尿蛋白（＋），隐血（＋＋），红细胞 20 ~ 30/HP，血压 120 ~ 140/80 ~ 95mmHg，无水肿、少尿及肉眼血尿，无尿路刺激症状，血肌酐正常，24 小时尿蛋白定量 0.5 ~ 2.5g，未治疗。2 周前受凉后出现咽痛、发热，体温 38.5℃。2 日后尿常规检查显示尿蛋白（＋＋），红细胞 70 ~ 80 个/HP，无腰痛及尿路刺激征，无尿量减少，口服抗生素后咽痛症状缓解，体温降至正常，但尿常规仍未恢复。

66. 患者最可能的诊断为
    A. 急性肾小球肾炎

B. 肾病综合征

C. 慢性肾小球肾炎

D. 急进性肾小球肾炎

E. 无症状血尿和（或）蛋白尿

F. 隐匿型肾小球肾炎

67. 入院后检查：尿蛋白（＋＋），隐血（＋＋＋），尿红细胞 70 ~ 80 个/HP，80% 为变形红细胞，24 小时尿蛋白定量 2.0g，血肌酐 75μmol/L，乙肝五项阴性，HCV 抗体阴性，ANCA 阴性，抗核抗体谱阴性，IgA 轻度升高，IgG、IgM、C3、C4 水平均显示正常。该患者最可能的肾脏病理诊断是
    A. 毛细血管内增生性肾小球肾炎
    B. 微小病变型肾病
    C. 系膜增生性 IgA 肾病
    D. 膜性肾病
    E. 系膜毛细血管性肾小球肾炎
    F. 糖尿病肾病

68. 行肾活检后病理诊断为局灶增生性 IgA 肾病。下列最合适该患者的治疗是
    A. ACEI
    B. ACEI 联合糖皮质激素
    C. 糖皮质激素联合环磷酰胺
    D. ACEI 联合糖皮质激素及环磷酰胺
    E. 低蛋白饮食
    F. 限盐饮食
    G. 正常饮食

69. 该患者的治疗目标是
    A. 尿蛋白消失
    B. 尿蛋白下降 >50%
    C. 24 小时尿蛋白定量 <0.5g
    D. 血压 <125/75mmHg
    E. 血压 <140/90mmHg
    F. 尿红细胞消失

(70 ~ 74 题共用题干)

患者，女，57 岁。患者 1 周前无明显

诱因下出现腹痛、腹泻，排便后腹痛可好转，腹痛以脐周为主，在家自己服用"氟哌酸"后自感症状好转，故未及时就诊。昨日患者无明显诱因下出现恶心，呕吐胃内容物1次，呈咖啡色，尿量明显减少，伴有腰痛、乏力，今晨起眼睑水肿，双侧足踝水肿，来院就诊。查体：血压155/95mmHg，双侧眼睑水肿，两肺呼吸音粗，未闻及干湿性啰音，心率88次/分，腹软，无明显压痛、反跳痛，双下肢轻度水肿。实验室检查：血红蛋白88g/L，网织红细胞增高，血小板65×10^9/L；凝血酶原时间延长，纤维蛋白原降低；镜下红细胞16个/HP，尿蛋白（＋＋＋），可见白细胞及管型；肾功能：肌酐227μmol/L；电解质：血钾5.8mmol/L；呕吐物隐血试验结果阳性。

70. 该患者可能的诊断为
    A. 急性胃肠炎，电解质紊乱
    B. 药物性肝肾损害
    C. 溶血性尿毒综合征
    D. 过敏性胃肠炎，胃肠型紫癜
    E. 急性溶血性黄疸
    F. 高尿酸血症肾病

71. 应与哪些疾病进行鉴别诊断
    A. 急性肾损伤
    B. 溶血性贫血
    C. 系统性小血管炎
    D. DIC
    E. 过敏性紫癜肾炎
    F. IgA肾病

72. 需要进一步进行的检查是
    A. 血涂片检查
    B. 肾组织病理检查
    C. 病原学检查
    D. 免疫荧光检查
    E. 肾活检
    F. 抗核抗体测定

73. 目前治疗方案有

A. 血浆置换，辅助应用抗血小板药物
B. 应用血管紧张素转换酶抑制剂
C. 应用钙通道阻滞剂
D. 应用血管扩张剂
E. 应用血管紧张素Ⅱ受体拮抗剂
F. 应用糖皮质激素及免疫抑制剂
G. 透析治疗
H. 肾移植

74. 该患者可能出现的并发症有
    A. 充血性心力衰竭
    B. 肺水肿
    C. 高血压脑病
    D. 代谢性酸中毒
    E. 慢性肾功能不全
    F. 神经系统损害后遗症

(75～78题共用题干)

患者，女，38岁。尿蛋白3年，尿频、尿急1天，有淡红色肉眼血尿，排尿后尿痛，无腰痛，无发热。查体：血压140/100mmHg，腹围90cm，体重指数30kg/m^2。尿常规：蛋白（＋＋＋），红细胞250个/HP，白细胞（＋＋＋）。血肌酐60μmol/L，甘油三酯5.0mmol/L。双肾B超无异常。既往3年前于外院就诊后开始应用氯沙坦钾片（科素亚片）100 mg，qd治疗。

75. 患者首先应治疗的疾病是
    A. 泌尿道感染
    B. 慢性肾脏病
    C. 肥胖
    D. 高甘油三酯血症
    E. 高血压
    F. 狼疮性肾炎

76. [提示：患者尿培养结果为大肠埃希菌，给予左氧氟沙星片（可乐必妥片）治疗1周后尿路刺激症状缓解] 患者下一步应做的检查，不包括
    A. 尿常规
    B. 尿红细胞形态

C. 尿细菌培养

D. 24 小时尿蛋白定量

E. 尿沉渣脱落细胞学检查

F. 眼底检查

77. [提示：2 周后患者来院复查，尿路刺激等不适症状均缓解，患者尿培养 2 次复查阴性后，复查尿蛋白（＋＋＋），尿红细胞 10 个/HP，尿白细胞（－），24 小时尿蛋白定量 2.25g，血压 135/80mmHg] 为进一步明确诊断，下一步最有意义的检查是

A. 肾脏 ECT 检查

B. 肾小球滤过率

C. 双肾 B 超

D. 血免疫指标及自身抗体

E. 肾活检

F. 腹部平片

78. [提示：患者下一步肾组织病理活检示局灶节段性肾小球硬化，肾小球体积增大，免疫病理检查示 IgM 和 C3 在节段硬化区阳性沉积] 结合患者基础病情，下一步最主要的治疗方案调整是

A. 加用拜阿司匹林片

B. 加用小剂量激素

C. 加用雷公藤多苷片

D. 加用吗替麦考酚酯胶囊

E. 氯沙坦钾片（科素亚片）剂量翻倍

F. 加用硝苯地平

（79~83 题共用题干）

患者，男，60 岁。既往有高血压 12 年，近 1 年出现夜尿增多（每晚 3~5 次，尿中泡沫增多、经久不消，未诊治）。发病以来无肉眼血尿，无下肢水肿，体重无明显改变。否认糖尿病、肾炎等病史。查体：神志清，精神可，营养良好，发育正常，心肺腹查体无异常，双下肢无水肿。患者诉平日不规律口服复方利血平治疗，血压最高可达 180/100mmHg，未规律监测血压情况。

79. 为了明确诊断，应进行的检查有

A. 尿液分析

B. 心电图

C. 肾脏 B 超

D. 血生化

E. 肾小管功能检查

F. 血和尿儿茶酚胺、皮质醇、血浆肾素活性测定

G. 眼底检查

80. [提示：该患者部分检查结果：尿蛋白（＋），尿红细胞 2 个/HP；血肌酐 186μmol/L，血尿酸 362μmol/L，尿素氮 14.2mmol/L；总胆固醇 6.01mmol/L。双肾超声示：双肾形态、大小正常。心电图示：左心室高血压。血浆肾素活性及血和尿儿茶酚胺、皮质醇在正常范围内。眼底检查示：视网膜动脉变细、反光增强及交叉压迫征] 该患者可能的诊断是

A. 肾实质性高血压

B. 良性高血压肾损害

C. 肾病综合征

D. 慢性肾小球肾炎

E. 恶性高血压肾硬化

F. 尿酸性肾病

81. 为进一步明确诊断，排除禁忌证后进行了肾活检，肾活检支持良性小动脉性肾硬化的诊断。该患者病理结果可能为

A. 肾小球球性废弃

B. 小叶间动脉内膜增厚、洋葱皮样变

C. 入球小动脉玻璃样变性

D. 肾小球缺血

E. 肾小球硬化、间质弥漫纤维化

F. 弓状动脉内膜增厚

82. 对该患者应给予的治疗是

A. 控制体重

B. 增加运动

C. 低盐饮食

D. 优质低蛋白饮食

E. 口服降压药首选 ACEI 或 ARB 类降压药

F. 口服激素控制疾病进展

83. 如患者在疾病发展过程中出现恶性小动脉肾硬化表现，其治疗方法包括

    A. 静脉用药迅速控制血压

    B. 小剂量激素维持治疗

    C. 大剂量激素冲击治疗

    D. 1 周内缓慢降压

    E. 应用免疫抑制剂控制疾病进展

    F. 必要时行血液透析治疗

（84~86 题共用题干）

患者，女，26 岁。查体：镜下血尿伴少量蛋白尿。平素体健，血压正常，生化指标正常，排泄性尿路造影和膀胱镜检查提示正常。因其母亲有镜下血尿，怀疑为遗传性肾炎 X 连锁显性遗传的携带者。

84. 下列哪项检查最适合评估患者是否患有 X 连锁显性遗传 Alport 综合征

    A. 听力测试和眼部检查

    B. 肾穿刺活检

    C. 皮肤活检

    D. 检测 COL4A3 突变

    E. 裂隙灯检查

    F. 放射性核素肾图

85. 患者听力进行性减退，如果进行肾穿刺活检，最可能的电镜病理表现为

    A. 肾小球基底膜弥漫变薄

    B. 肾小球基底膜增厚呈花斑或虫蛀样，有膜内纤维丝

    C. 肾小球基底膜增厚，致密层分层、断裂，可见电子致密颗粒

    D. 系膜区团块状电子致密物沉积

    E. 肾小球基底膜变薄，上皮下颗粒状电子致密物沉积

    F. 肾小球基底膜薄厚均匀，无致密层

分裂病变

86. 结合患者目前的病情，下列治疗方法中错误的是

    A. 应用激素或者免疫抑制剂

    B. 优质低蛋白质饮食

    C. 避免过度劳累

    D. 应用 ACEI/ARB 降蛋白

    E. 定期随访

    F. 预防感染

（87~90 题共用题干）

患者，男，71 岁。近 3 个月来，出现咳嗽、乏力、低热伴有体重下降。1 周来咳嗽、咯血、尿少。实验室检查：血红蛋白 90g/L，红细胞沉降率 90mm/h，血肌酐 600μmol/L。pANCA、MPO-ANCA 阳性，抗 GBM 抗体阴性，ANA 阴性。血气分析示氧分压为 56mmHg。尿蛋白（+++），尿沉渣红细胞 100~200 个/HP，以变形红细胞为主。B 超检查示双肾偏大。胸片示双肺满布大片状阴影，考虑弥漫性肺泡出血。

87. 该患者可能诊断的疾病是

    A. 结节性多动脉炎

    B. 肉芽肿性多血管炎

    C. 狼疮性肾炎

    D. 嗜酸性肉芽肿性多血管炎

    E. 显微镜下型多血管炎

    F. IgA 肾病

88. 该患者首选的治疗方案是

    A. 血浆置换，糖皮质激素联合环磷酰胺

    B. 利妥昔单抗

    C. 硫唑嘌呤

    D. 甲泼尼龙冲击

    E. 单用糖皮质激素

    F. 糖皮质激素联合环磷酰胺

89. 该患者肾脏病理最可能的表现是

A. 急性肾小管坏死

B. 血栓性微血管病

C. 系膜增生性肾炎

D. 寡免疫沉积型新月体肾炎

E. 急性间质性肾炎

F. 大量免疫球蛋白沉积

90. 该患者经强化免疫抑制治疗4个月后，肾功能没有恢复，但肾外受累已经完全缓解，此时的治疗选择应该是

A. 停用免疫抑制剂，维持透析

B. 改用硫唑嘌呤维持治疗

C. 继续使用环磷酰胺或者利妥昔单抗治疗

D. 改用来氟米特治疗

E. 强化血浆置换

F. 甲泼尼龙冲击治疗

(91~93题共用题干)

患者，男，32岁，农民。发热4天。体温39℃，血压120/70mmHg，球结膜充血，颜面发红，下肢水肿，大腿内侧皮肤可见瘀斑。血 WBC 11×10^9/L，Hb 150g/L，PLT 56×10^{12}/L，尿蛋白（＋＋＋）。

91. 患者入院后检查血清特异性 IgM 抗体阳性，BUN 28mmol/L，S_{cr} 448μmol/L，目前对此患者的处理，不合适的是

A. 透析治疗

B. 快速利尿

C. 抗病毒治疗

D. 保护内环境，维持液体及酸碱平衡

E. 检测氧饱和度

F. 降尿蛋白

92. 患者入院后第2天，尿量为100ml，血压 150/90mmHg，脉洪大，颜面水肿，体表静脉充盈，两肺底有湿啰音，此时应采取的措施是

A. 利尿

B. 降压

C. 纠正酸中毒

D. 严格控制输液量

E. 使用洋地黄制剂

F. 透析疗法

93. 患者于病程第7天出现心律失常，心率减慢。心电图示：T波高尖呈帐篷样，QRS波增宽。该患者治疗绝对禁忌的是

A. 葡萄糖酸钙　　　B. 氯化钾

C. 乳酸钠　　　　　D. 呋塞米

E. 葡萄糖　　　　　F. 胰岛素

(94~96题共用题干)

患者，女，34岁。孕3个月，因"尿频、尿急、尿痛1周，加重伴肉眼血尿4小时"入院。既往无类似症状史。查体：双肾区无叩痛，耻骨弓上轻压痛。尿常规：蛋白（＋），WBC（＋＋＋），RBC（＋＋＋）。

94. 患者最可能的诊断是

A. 急性尿道炎

B. 急性膀胱炎

C. 急性肾盂肾炎

D. 妇科炎症

E. 肾小球肾炎

F. 急性间质性肾炎

95. 治疗上，不宜选用的方案是

A. 多饮水、勤排尿

B. 短疗程疗法

C. 持续应用抗生素治疗7天

D. 首选阿莫西林

E. 可以应用二、三代头孢

F. 小剂量应用利尿剂

96. 追问病史，患者1个月前因相似症状诊断尿路感染，行中段尿培养为大肠埃希菌，此次尿培养回报仍为大肠埃希菌，此时应考虑为

A. 慢性肾盂肾炎

B. 复杂性尿路感染

C. 再感染

D. 复发

E. 提示此次感染与上次感染无关

F. 非复杂性尿路感染

（97～100题共用题干）

患者，女，32岁。2年前日光照射后出现面颊部红色皮疹，后自行消退。2周前无明显诱因出现发热，排泡沫尿，伴明显乏力。入院查尿常规：蛋白（＋＋＋＋），24小时尿蛋白定量5.5g，红细胞（＋＋），管型（＋＋）。血肌酐288μmol/L，血清总蛋白57g/L，白蛋白29g/L，总胆固醇7.6mmol/L，三酰甘油2.4mmol/L。

97. 依据该患者临床表现和实验室检查，其临床分型为

A. 急进性肾炎综合征型

B. 肾病综合征型

C. 急性肾炎综合征型

D. 急性肾衰竭型

E. 隐匿型肾小球肾炎型

F. 慢性肾衰竭型

98. 依据该患者临床表现及既往史，最可能的诊断是

A. 过敏性紫癜肾炎

B. 乙肝相关性肾炎

C. 狼疮性肾炎

D. 肿瘤相关性肾病

E. 肾淀粉样变性

F. 膜性肾病

99. 治疗方案为足量激素＋CTX冲击。现返院行第二次CTX冲击，冲击治疗后出现肉眼血尿。尿常规：尿蛋白（＋＋＋），红细胞（＋＋＋＋），红细胞管型（－）。尿红细胞位相显示90%为均一型红细胞。患者出现肉眼血尿的原因可能是

A. 狼疮肾损害

B. CTX的副作用

C. 激素的副作用

D. 下尿路感染

E. 伴发泌尿系肿瘤

F. 上尿路感染

100. 完成诱导期治疗后，24小时尿蛋白仍有5g。患者为使尿蛋白降低，近日自行服用复方环磷酰胺片，因转氨酶升高3天入院。患者发生肝损害的原因最可能是

A. 狼疮损害肝脏

B. 激素的副作用

C. 伴发肝炎感染

D. 复方环磷酰胺片的副作用

E. 肝肾综合征

F. CTX的副作用

全真模拟试卷（五）

一、**单选题：每道试题由 1 个题干和 5 个备选答案组成，题干在前，选项在后。选项 A、B、C、D、E 中只有 1 个为正确答案，其余均为干扰选项。**

1. 肾血浆流量与全身血液循环相配合主要依靠
   A. 自身调节
   B. 神经体液调节
   C. 负反馈调节
   D. 正反馈调节
   E. 前馈调节

2. 调节远端小管与集合管对水重吸收的主要因素是
   A. 醛固酮
   B. 肾上腺素
   C. 抗利尿激素
   D. 血管紧张素 I
   E. 肾素

3. 慢性肾盂肾炎出现多尿和夜尿的主要病理基础是
   A. 肾小管病变出现早且重
   B. 小血管硬化
   C. 肾小球囊周纤维化
   D. 肾小管胶样管型
   E. 肾小球纤维化

4. 能够反映近端肾小管功能的检查项目是
   A. 二氧化碳结合力测定
   B. 尿浓缩稀释功能试验
   C. 血清尿素氮测定
   D. 内生肌酐清除率测定
   E. 尿 α_1 - 微球蛋白（α_1 - MG）测定

5. 如急进性肾小球肾炎进展至终末期肾衰竭，其进行肾移植的时机为
   A. 糖皮质激素治疗后
   B. 细胞毒药物治疗后
   C. 血浆置换治疗后
   D. 病情静止半年后
   E. 随时可以

6. 慢性肾小球肾炎的病变部位主要是
   A. 蜡样管型
   B. 颗粒管型
   C. 红细胞管型
   D. 透明管型
   E. 白细胞管型

7. 糖皮质激素最适用于下列哪种疾病
   A. 糖尿病肾病
   B. 慢性肾小球肾炎
   C. 急性肾小球肾炎
   D. 微小病变型肾病
   E. 急进性肾小球肾炎

8. 继发于慢性感染和自身免疫病的淀粉样变性是
   A. AL 型淀粉样变性
   B. AA 型淀粉样变性
   C. 透析相关性淀粉样变性
   D. AH 型淀粉样变性
   E. 遗传性淀粉样变性

9. 下列关于单纯性肾囊肿的叙述，错误的是
   A. 一般无任何症状
   B. 与尿毒症长期透析有关
   C. 囊肿随着年龄的增长而增大
   D. 后天形成的囊肿性疾病
   E. B 超是首选的诊断方法

10. 原发性干燥综合征的肾损害主要累及
    A. 远端肾小管
    B. 近端肾小管
    C. 肾小球
    D. 肾间质
    E. 肾盂

11. 肾血管性高血压，其肾脏病变主要表现为

A. 肾功能缓慢进行性减退

B. 血管收缩

C. 红细胞破碎

D. 中性粒细胞浸润

E. 外周血管阻力增加

12. 急性肾小管间质性肾炎的病理类型中，表现为大量蛋白尿的是
   A. 膜性肾病
   B. 微小病变型肾病
   C. 节段性肾小球硬化
   D. 系膜增生性肾小球肾炎
   E. 膜增生性肾小球肾炎

13. 髓质海绵肾最常见的症状是
   A. 排尿困难   B. 脓尿
   C. 乳糜尿   D. 血尿
   E. 肾绞痛

14. 在急性肾盂肾炎的治疗中，如症状不缓解，考虑更换抗菌药的指征是
   A. 单纯抗菌治疗无效
   B. 24 小时内无效
   C. 48 小时内无效
   D. 36 小时内无效
   E. 72 小时内无效

15. 下列有关妊娠期高血压疾病时眼底的改变，错误的是
   A. 动静脉管径比例变大
   B. 视网膜水肿
   C. 视网膜渗出
   D. 视网膜出血
   E. 视网膜脱离

16. 急性肾损伤常见的电解质紊乱是
   A. 高钠血症   B. 低磷血症
   C. 高钾血症   D. 低钾血症
   E. 高钙血症

17. 下列属于尿毒症患者特殊临床表现的是
   A. 库斯莫尔呼吸

B. 皮肤瘙痒

C. 食欲缺乏、呕吐

D. 呼气有氨味

E. 蛋白尿

18. 对不准备做自体动静脉内瘘者，人造血管移植物内瘘的最佳使用时间为手术后
   A. 1~2 周   B. 2~3 周
   C. 4~8 周   D. 3~6 周
   E. 6~8 周

19. 下列肾移植术后首选大剂量甲泼尼龙冲击治疗的是
   A. 急性肾小管损伤或坏死
   B. 钙调神经磷酸酶抑制剂药物肾毒性
   C. 超急性排斥反应
   D. 慢性排斥反应
   E. 急性排斥反应

20. 氨基糖苷肾病的临床表现不包括
   A. 肾小管性蛋白尿
   B. 管型尿
   C. 肾浓缩功能障碍
   D. 肌酐清除率下降
   E. 急性过敏性间质性肾炎

21. 患者，女，31 岁。主诉晨起眼睑水肿 8 个月，伴腰酸。查体：血压 160/93mmHg，双踝部凹陷性水肿。血红蛋白 101g/L，尿蛋白（＋＋），尿红细胞 10~15 个/HP，尿白细胞 0~3 个/HP，24 小时尿蛋白定量 1.8g，血浆清蛋白 34g/L，血清肌酐 133.8μmo/L，血尿素氮 10.5mmol/L。患者最可能的诊断为
   A. 缺铁性贫血
   B. 肾病综合征
   C. 慢性肾小球肾炎
   D. 急性肾小球肾炎
   E. 原发性高血压

22. 患者，男，54 岁。病毒性呼吸道感染

后 5 天出现肉眼血尿，无皮疹与水肿，患者最可能的诊断为

A. 过敏性紫癜肾损害

B. IgA 肾病

C. 急性肾小球肾炎

D. 肺出血 - 肾炎综合征

E. 传染性单核细胞增多症

23. 患者，男，75 岁。有冠心病史 20 余年，慢性肾脏病（CKD）3 期，基础肌酐 120μmol/L。近来血压控制不佳，可达 210/110mmHg，血肌酐 200μmol/L。患者最可能的临床诊断是

A. 原发性肾小球肾炎

B. 高血压肾损害

C. 缺血性肾病

D. 继发性肾小球肾炎

E. 糖尿病肾病

24. 患者，男，29 岁。因"少尿、水肿、高血压 3 天，咯血 1 天"入院。尿常规：尿蛋白（＋＋），红细胞（＋＋＋）。BUN 13.0mmol/L，Sc, 390μmol/L，GBM（＋）。应选择哪种治疗措施

A. 血液透析   B. 抗生素

C. 血浆置换   D. 血液滤过

E. ACEI/ARB 治疗

25. 患者，男，32 岁。因"肾衰竭、嗜睡 30 小时"入院。查体：血压 160/100mmHg，其余无特殊。实验室检查：血 pH 7.25，血肌酐 884μmol/L，血尿素氮 35.7mmol/L，血钠 138mmol/L，血钾 5mmol/L，血氯 105mmol/L，HCO_3^- 312mmol/L。患者最可能的诊断为

A. 代谢性碱中毒

B. 呼吸性碱中毒 + 代谢性酸中毒

C. 呼吸性碱中毒

D. 代谢性酸中毒

E. 呼吸性酸中毒 + 代谢性酸中毒

二、多选题：每道试题由 1 个题干和 5 个备选答案组成，题干在前，选项在后。选项 A、B、C、D、E 中至少有 2 个正确答案。

26. 肾血管常见病变小动脉硬化多见于

A. 原发性、继发性和肾性高血压

B. 动脉粥样硬化症

C. 小动脉坏死恢复期

D. 小片性病变

E. 弥漫性病变

27. 下列治疗中哪些属于急进性肾小球肾炎（RPGN）的"强化治疗"

A. 肾上腺皮质激素冲击治疗

B. 血浆置换治疗

C. 低盐优质低蛋白饮食

D. 血液透析治疗

E. 腹膜透析治疗

28. 下列因素中，可加重慢性肾炎肾损害的有

A. 高龄

B. 应用肾毒性药物

C. 妊娠

D. 感染

E. 劳累

29. 乙型肝炎病毒相关肾炎的诊断标准是

A. 血清乙型肝炎病毒抗原阳性

B. 病理应为膜性肾病

C. 需要排除狼疮性肾炎等继发性肾小球疾病

D. 肾切片中找到乙型肝炎病毒抗原

E. 肾脏病理可见新月体改变

30. 肾动脉狭窄的常见病因包括

A. 动脉粥样硬化

B. 大动脉炎

C. 纤维肌性发育不良

D. 肾动脉血栓

E. 肾动脉硬化

31. 高血钾型肾小管性酸中毒最常见的病因有
    A. 移植肾
    B. 糖尿病肾病
    C. 先天性肾小管功能缺陷
    D. 慢性肾小管间质性肾炎
    E. 干燥综合征

32. 急性肾小管间质性肾炎的临床表现包括
    A. 起病急，进展快
    B. 尿量减少
    C. 腰部疼痛
    D. 排尿困难
    E. 肉眼血尿

33. 由于髓质海绵肾在临床上较少见，常被误诊为
    A. 尿路感染
    B. 上尿路结石
    C. 膀胱结石
    D. 下尿路结石
    E. 输尿管结石

34. Alport综合征遗传呈异质性，其遗传方式有
    A. X连锁显性遗传
    B. 常染色体隐性遗传
    C. 常染色体显性遗传
    D. 性染色体隐性遗传
    E. Y连锁遗传

35. Fabry病的主要诊断依据为
    A. 酶活性检测
    B. 肾脏病理电镜检查
    C. 基因检测
    D. 肾功能检测
    E. 抗体检测

36. 尿细菌培养出现假阳性菌的可能原因有
    A. 收集尿标本时，无菌操作不严格或污染
    B. 尿标本超过1小时后才接种和检查
    C. 饮水过少，尿液被浓缩
    D. 尿液在膀胱内停留时间过长
    E. 细菌培养之前已经使用过抗生素

37. 上尿路梗阻伴有感染者，可出现
    A. 贫血
    B. 寒战
    C. 胃肠道症状
    D. 尿路刺激症状
    E. 高热

38. 妊娠期急性肾损伤的临床表现有
    A. 少尿
    B. 无尿
    C. 血尿
    D. 腰痛
    E. 排尿困难

39. 心肾综合征（CRS）中最常见的类型为
    A. Ⅰ型CRS
    B. Ⅱ型CRS
    C. Ⅲ型CRS
    D. Ⅳ型CRS
    E. Ⅴ型CRS

40. 肌红蛋白所致急性肾损伤的血液净化治疗的紧急指征包括
    A. 严重的高钾血症（血钾 >6.5mmol/L）
    B. 肺水肿
    C. 尿毒症脑病
    D. 少尿
    E. 合并休克

41. 下列可诱发慢性肾衰竭尿毒症的原因有
    A. 肾毒性药物
    B. 水、电解质紊乱
    C. 遗传因素
    D. 急性呕吐、腹泻
    E. 贫血

42. 血液透析过程中发生空气栓塞的紧急处理是
    A. 立即停止血泵，夹闭静脉血管
    B. 取右侧卧位
    C. 吸纯氧
    D. 气管插管
    E. 有条件者，可予右心房或右心室穿

刺抽气

43. 腹膜透析的适应证是
    A. CRF
    B. 急性药物和毒物中毒
    C. 急性肝衰竭
    D. 肠梗阻
    E. 严重的椎间盘疾病

44. CKD 终末期或其他各种肾脏疾病（包括原发性、继发性、遗传性）所致的不可逆转的肾衰竭，符合以下哪些情况时均可考虑行肾移植
    A. 年龄 <65 岁及全身情况良好
    B. 心肺功能良好可耐受手术
    C. 活动性消化道溃疡术前已治愈
    D. 肝炎活动已控制，肝功能正常
    E. 无精神障碍或药物成瘾

45. 关于药物性肾损害肾活检指征，叙述正确的是
    A. 双肾小的患者不宜肾活检
    B. 一般诊断明确、尿蛋白少、肾功能正常的患者，不宜肾活检
    C. 若每日尿蛋白量 >1.0g，存在肾功能不全，需要肾活检
    D. 临床上难以确定肾脏损害与所用药物有关，双肾不小者需要肾活检
    E. 双肾不小者均需要肾活检

46. 氨基糖苷类抗生素肾病的肾功能检查可见
    A. 血肌酐升高
    B. 血尿素氮增加
    C. 血肌酐降低
    D. 乳糜尿
    E. 夜尿增多

47. 甲氨蝶呤肾病的实验室检查可见
    A. 尿蛋白
    B. 肾小管功能障碍
    C. 乳糜尿
    D. 肉眼血尿
    E. 脓尿

48. 判断汞中毒的常用指标为
    A. 血汞浓度
    B. 尿汞浓度
    C. 粪便
    D. 尿碱浓度
    E. 尿酸浓度

三、共用题干单选题：叙述一个以单一患者或家庭为中心的临床情景，提出 2~6 个相互独立的问题，问题可随病情的发展逐步增加部分新信息，每个问题只有 1 个正确答案，以考查临床综合能力。答题过程是不可逆的，即进入下一问后不能再返回修改所有前面的答案。

（49~51 题共用题干）

患者，男，43 岁。既往有丙型肝炎病史。1 个月前出现肾病综合征表现就诊。查体：血压 165/90mmHg，肝、脾未及，腹水（＋）。实验室检查：尿蛋白（＋＋＋＋），尿红细胞 1~3 个/HP，尿白细胞 0 个/HP，24 小时尿蛋白 4.5g，非选择性蛋白尿，补体 C3 下降，肾功能正常。未发现恶性肿瘤证据。

49. 该患者最可能的诊断是
    A. 膜性肾病
    B. 膜增生性肾炎
    C. 系膜毛细血管性肾炎
    D. 局灶节段性肾小球硬化症
    E. 微小病变

50. 该患者如果行肾穿刺活检，最可能呈现的病理特点是
    A. 系膜增生伴大量 IgA 沉积
    B. 足突肿胀、变性、融合
    C. 广泛新月体形成
    D. 基底膜双轨征改变
    E. 上皮下免疫复合物沉积，基膜钉突样改变

51. 在治疗过程中，患者突然发生肾区疼痛、肉眼血尿、水肿加重、尿蛋白增多。应首先考虑的可能原因是

A. 尿路结石

B. 泌尿系结核

C. 泌尿系恶性肿瘤

D. 原有肾脏病加重恶化

E. 肾静脉血栓形成

（52～53 题共用题干）

患者，女，36 岁。既往无就医史。因头痛、视力减退就诊。查体：血压 190/120mmHg，眼底出血。尿常规：红细胞满视野，白细胞 30～40 个/HP，蛋白尿（++）。血肌酐 129μmol/L，尿酸 420μmol/L。抗核抗体（－）。抗中性粒细胞胞浆抗体（－）。B 超示：左肾长径为 92mm，右肾长径为 89mm。

52. 患者最可能的诊断为

A. 急进性肾炎

B. 狼疮性肾炎

C. 慢性肾盂肾炎急性发作

D. 恶性小动脉性肾硬化

E. 慢性肾炎

53. 患者胸片检查提示肺淤血，下列不宜使用的药物是

A. 硝普钠

B. 尼卡地平

C. 硝酸异山梨酯（消心痛）

D. 硝酸甘油

E. 呋塞米

（54～55 题共用题干）

患者，男，55 岁。因"夜尿增多 5 年，蛋白尿 2 周"就诊。2 周前，查体：尿比重 1.011，尿蛋白（+），尿红细胞（－），尿白细胞（－）。患者有长期服用非甾体抗炎药史。血压为 124/80mmHg，血肌酐 96μmol/L，24 小时尿蛋白定量 0.62g。

54. 该患者最可能的诊断为

A. 泌尿系感染

B. 慢性间质性肾炎

C. 急性间质性肾炎

D. 慢性肾小球肾炎

E. 肾结核

55. 患者行肾穿刺可能出现的病理表现为

A. 肾小血管壁增厚

B. 肾小管坏死

C. 肾小球内皮细胞增生

D. 肾间质纤维化

E. 肾间质水肿

（56～58 题共用题干）

患者，女，31 岁。突然出现畏寒、发热（39℃），伴腰痛、尿频、尿痛，有双肋脊角压痛与肾区叩痛。尿蛋白（+），白细胞镜检（+++），白细胞管型 1～3 个/HP。血肌酐 89μmol/L，血白细胞 15.6×10⁹/L，血中性粒细胞 0.85。

56. 患者最可能的诊断为

A. 慢性肾盂肾炎

B. 急性肾盂肾炎

C. 急性膀胱炎

D. 肾结核

E. 慢性肾盂肾炎急性发作

57. 为了明确诊断及指导治疗，应首选下列哪项检查

A. 泌尿系统水成像

B. 泌尿系统彩超

C. 静脉肾盂造影

D. 尿培养＋药敏

E. 24 小时尿蛋白定量

58. 如需抗感染治疗，其疗程应至少为

A. 1 周　　　　B. 2 周

C. 3 周　　　　D. 4 周

E. 5 周

（59～60 题共用题干）

患者，男，67 岁。确诊白血病并接受第 1 个疗程化疗，化疗期间突然出现尿量减少，伴腰背酸痛。患者的血肌酐从 90μmol/L 上升到 320μmol/L，尿酸为

980μmol/L。

59. 该患者最可能的诊断是

   A. 败血症

   B. 急性尿酸性肾病

   C. 急性肾盂肾炎

   D. 肾小球肾炎

   E. 慢性肾衰竭

60. 给予该患者的治疗及处理，不恰当的是

   A. 适当给予抗氧化剂

   B. 限水、严格控制入量

   C. 碳酸氢钠碱化尿液

   D. 必要时行血液净化治疗

   E. 充分水化

(61~62题共用题干)

患者，女，76岁。体检发现左肾囊肿2个月余。查体：血压130/80mmHg，血、尿常规及肝、肾功能无明显异常。肾脏B超提示：双肾大小、形态正常，左肾可见一直径约1.5cm的液性暗区，囊壁光滑，边界清楚。

61. 首先考虑该疾病为

   A. 常染色体隐性多囊肾病

   B. 常染色体显性多囊肾病

   C. 单纯性肾囊肿

   D. 获得性肾囊肿

   E. 髓质海绵肾

62. 最可能引起该患者囊肿形成的危险因素是

   A. 性别   B. 年龄

   C. 血压   D. 血肌酐水平

   E. 感染

(63~65题共用题干)

患者，男，50岁。规律腹膜透析2年。自诉不规范腹膜透析操作后，出现腹痛伴有腹水浑浊1天。

63. 该患者最可能的诊断是

   A. 腹膜透析相关腹膜炎

   B. 急性胃肠炎

   C. 急性胰腺炎

   D. 自发性腹膜炎

   E. 消化道穿孔

64. 该患者首先需要做的措施是

   A. 外科会诊

   B. 紧急行血液透析

   C. 暂停腹膜透析

   D. 透出液常规、涂片、培养，并立即进行静脉抗感染治疗

   E. 透出液常规、涂片、培养，并立即进行经验性腹腔抗感染治疗

65. 治疗第3天开始，患者透出液恢复澄清，透出液培养为阴性。则接下来需要做的是

   A. 继续使用头孢他啶，停用头孢拉定

   B. 首先评估疗效，再决定后续治疗方案

   C. 继续使用头孢他啶和头孢拉定

   D. 继续使用头孢拉定，停用头孢他啶

   E. 继续使用头孢他啶和头孢拉定，同时静脉加用可乐必妥

四、案例分析题：每道案例分析题至少3~12问。每问的备选答案至少6个，最多12个，正确答案及错误答案的个数不定。考生每选对一个正确答案给1个得分点，选错一个扣1个得分点，直至扣至本问得分为0，即不含得负分。案例分析题的答题过程是不可逆的，即进入下一问后不能再返回修改所有前面的答案。

(66~68题共用题干)

患者，男，47岁。因双下肢明显水肿就诊。查体：血压120/82mmHg，舌体稍增大，言语不清，口腔有出血性大疱，心脏显著增大，心尖部有Ⅲ级收缩期吹风样杂音向左腋下传导，肝肋下2指，质中，

脾肋下 2 指，质偏硬，腹水征（＋），双下肢可陷性水肿明显。血红蛋白 95g/L，尿蛋白（＋＋＋＋），24 小时尿蛋白定量 4.5g，圆盘电泳提示高分子蛋白尿，血清白蛋白 32g/L，血肌酐 180μmol/L。胸片检查显示心影增大，双侧胸腔少量积液。病程中常有腹泻，粪便检查及培养无特殊发现。

66. 最可能的临床诊断是
    A. 微小病变
    B. 膜性肾病
    C. 局灶节段性肾小球硬化
    D. 系膜毛细血管性肾炎
    E. 淀粉样变性肾损害
    F. 多发性骨髓瘤肾损害

67. 患者需要进一步做哪项检查以明确诊断
    A. 肾穿刺活检   B. 心脏彩超
    C. 骨穿刺   D. 腹部 B 超
    E. 尿本周蛋白   F. 免疫荧光检查

68. [提示：患者入院后尿量进行性减少。查体：端坐位，双肺呼吸音粗，满布湿啰音，HR 112 次/分，心尖部有Ⅲ级收缩期吹风样杂音，双下肢明显水肿。急查肾功能：BUN 32.4mmol/L，Sc_r 568μmol/L] 需要立即采取的治疗措施为
    A. 血液透析
    B. 限制蛋白质摄入
    C. 卧床休息
    D. 利尿
    E. 输白蛋白
    F. 抗凝治疗

（69~72 题共用题干）

患者，男，58 岁。左侧剧烈腰痛伴肉眼血尿 1 天。近 3 年有足趾反复红肿痛史，未做进一步检查。

69. 你认为目前对诊断最有帮助的首选检查是
    A. 肾动脉 DSA
    B. 泌尿系统彩超
    C. MRI
    D. 足部 X 线片
    E. 中段尿培养
    F. 放射性核素肾图

70. 患者至急诊就诊，尿检提示尿蛋白（＋），红细胞满视野，白细胞 1~3 个/HP，pH 5.0，血肌酐 139μmol/L，尿素氮 8.9mmol/L，尿酸 619μmol/L，彩超提示左肾轻-中度积水，腹部平片未见明显异常。初步诊断是
    A. 左肾积水   B. 泌尿道肿瘤
    C. 泌尿道感染   D. 高尿酸血症
    E. 肾功能不全   F. 肾癌

71. 患者至肾脏科门诊就诊，24 小时尿蛋白 650mg，以小分子蛋白尿为主，24 小时尿酸 4.96mmol。静脉尿路造影（IVU）提示：左输尿管中段有一段 1.0cm 充盈缺损，输尿管上段轻度扩张 1.2cm，右肾正常。补充诊断可能有
    A. 左肾动脉狭窄
    B. 尿酸性肾病
    C. 左输尿管结石
    D. 尿酸结石
    E. 肾癌
    F. 肾静脉血栓

72. 患者接受的治疗措施中，下列正确的是
    A. 多饮水，保持每天尿量 >2L
    B. 低嘌呤饮食
    C. 予以苯溴马隆口服
    D. 予以别嘌醇口服
    E. 予以碳酸氢钠碱化尿液
    F. 行血液净化治疗

(73～77 题共用题干)

患者，女，25 岁。既往体健。体检时测血压 150/85mmHg，无其他伴随症状。调整饮食及减重后血压仍 170/95mmHg，检查结果提示血肾素升高。

73. 患者需要进行的检查为

    A. X 线胸片　　　　　B. 超声心动图

    C. 肾血管超声　　　　D. 心电图

    E. 血清肌酐　　　　　F. 脑部 CT

74. 该患者还可能会出现

    A. ADH 降低

    B. 血管紧张素转换酶水平增加

    C. 高钠血症

    D. 低钾血症

    E. 血管紧张素 II 水平降低

    F. 双侧肾脏大小不一

75. 对该患者最可能的解释是

    A. Conn 综合征

    B. 肾动脉粥样硬化

    C. 肾动脉血栓

    D. 纤维肌性发育不良

    E. 嗜铬细胞瘤

    F. 肾小球肾炎

76. 下列检查方式中，能明确区分肾动脉狭窄和其他近端血管病变的是

    A. 血管造影

    B. 多普勒超声

    C. 临床病史和物理检查

    D. CT

    E. MRI

    F. 超声内镜

77. 下列对肾动脉狭窄的叙述，错误的是

    A. 腹背部可听到血管杂音

    B. 肾动脉内记录到高速低阻的血流信号

    C. 高血压，伴有腰背部疼痛

    D. 晚期患侧肾脏体积缩小

    E. 狭窄后肾内动脉血流加速时间延长，加速度减小

    F. 最常见的病因是动脉粥样硬化

(78～80 题共用题干)

患者，男，34 岁。半个月前出现发热、咽痛，热退 5 天后感乏力，恶心、呕吐，少尿。查体：血压为 168/100mmHg，贫血貌，双下肢水肿，呼吸深长。心脏临界大小。实验室检查：Hb 60g/L，尿蛋白（＋＋），血尿素氮 41mmol/L，血肌酐 1002μmol/L。

78. 患者最可能的诊断为

    A. 恶性高血压

    B. 急性肾损伤少尿期

    C. 急进性肾小球肾炎

    D. 慢性肾衰竭尿毒症期

    E. 链球菌感染后肾小球肾炎（重型）

    F. 慢性肾小球肾炎

79. 下列临床表现中，最支持该诊断的是

    A. 少尿　　　　　　　B. 贫血

    C. 高血压　　　　　　D. 双下肢水肿

    E. 恶心、呕吐　　　　F. 发热

80. 患者入院后相关检查结果示：血钙 1.56mmol/L，血磷 3.2mmol/L，血钾 6mmol/L，血钠 122mmol/L，血氯 89mmol/L，血浆清蛋白 28g/L，动脉血气 pH 7.18，HCO_3^- 10mmol/L。下列酸碱平衡与电解质紊乱结果中，对支持患者诊断最有意义的是

    A. 代谢性酸中毒，高钾血症

    B. 代谢性酸中毒伴呼吸性碱中毒

    C. 代谢性酸中毒，高磷血症与低钙血症

    D. 代谢性酸中毒，低钠血症

    E. 高钾血症，低钠血症，高磷血症

    F. 代谢性酸中毒，低钙血症

(81～84 题共用题干)

患者，女，59 岁。因全身关节肿痛、四

肢无力1周就诊。半年前曾有双腮腺交替性肿痛发作2次，并有间断下肢紫癜样皮疹。血常规：WBC 4.5×10^9/L，Hb 110g/L，PLT 380×10^{12}/L。血 pH 7.31，血钾 3.0mmol/L。IgG 28.5g/L，Sc $_r$ 178μmol/L。尿常规：pH 6.5，BLD（±），Pro（±），WBC（-）。

81. 该患者最可能的诊断是
    A. 类风湿关节炎
    B. 反应性关节炎
    C. 干燥综合征
    D. 过敏性紫癜
    E. 系统性红斑狼疮
    F. IgG4 相关性疾病

82. 对原发病诊断有帮助的检查有
    A. 抗 ENA 抗体谱
    B. 双手 X 线平片
    C. 唇腺活检病理
    D. 氯化铵负荷试验
    E. Schirmer 试验
    F. IgG4 水平

83. 引起该患者低钾血症最可能的原因是
    A. 远端肾小管酸中毒
    B. 近端肾小管酸中毒
    C. 萎缩性胃炎
    D. 肾小球肾炎
    E. 摄入不足
    F. 转移性低钾血症

84. 最适合该患者的初始治疗方案是
    A. 单用糖皮质激素
    B. 糖皮质激素＋羟氯喹
    C. 糖皮质激素＋环磷酰胺
    D. 糖皮质激素＋环孢素
    E. 单用利妥昔单抗
    F. 糖皮质激素＋IVIG

（85～88题共用题干）

患者，男，40岁。多囊肾病史10年，高血压病史8年。近1年来，出现腰部胀痛，并多次发生肉眼血尿，可自行缓解。10天前，患者突发右侧腰部剧烈疼痛并肉眼血尿，此后出现发热、腹胀、食欲缺乏，尿频、尿急症状不明显。体温呈弛张热型，最高39.2℃，给予抗生素治疗，但发热症状无明显改善，且右侧腰部疼痛加重。查体：体温38.9℃，脉搏100次/分，呼吸23次/分，血压150/100mmHg，轻度贫血貌，双肺呼吸音弱，腹部饱满，可触及双侧肿大的肾脏，压痛明显，右肾区叩击痛阳性。血常规：WBC 15.1×10^9/L，中性粒细胞82%，Hb 87g/L。肾功能：BUN 20.51mmol/L，Sc $_r$ 545μmol/L，血钾4.5mmol/L。尿常规：肉眼血尿，Pro（+）。尿沉渣镜检：红细胞满视野，白细胞200个/HP。血凝系列正常，肝功系列正常。

85. 该患者发热的原因是
    A. 多囊肾合并肾盂肾炎
    B. 多囊肾合并结石感染
    C. 多囊肾合并囊内出血
    D. 多囊肾合并肾周血肿感染
    E. 多囊肾合并肿瘤
    F. 多囊肾合并囊内感染

86. 对患者诊断最有价值的检查是
    A. 肾脏 B 超   B. 肾脏 CT
    C. 囊肿穿刺   D. 静脉肾盂造影
    E. 肾脏 MRI   F. 尿培养

87. 该患者首先选择的治疗方式
    A. 血液透析＋抗生素
    B. 囊肿穿刺引流＋联合使用抗生素
    C. 卧床休息＋联合使用抗生素
    D. 止血药物＋联合使用抗生素
    E. 手术治疗＋抗生素
    F. 腹膜透析＋抗生素

88. 该患者目前肉眼血尿的最佳治疗方法是

A. 手术切除肾脏

B. 氨甲环酸

C. 垂体后叶素

D. 选择性肾动脉栓塞

E. 卧床休息

F. 使用激素

(89～92 题共用题干)

患者，男，22 岁。主诉自幼有慢性间断性发作的四肢灼烧痛，即使天气炎热也很少出汗。查体：腰臀部出现凸起的红色小斑点。

89. 患者下一步应进行的检查是

A. 心电图　　　　B. 心脏超声

C. 眼底检查　　　D. 尿常规

E. 肺功能测定　　F. 肾功能测定

90. 如患者尿常规提示尿蛋白（＋＋），24 小时尿蛋白定量为 1.36g。接下来最需要完善的辅助检查为

A. 肾穿刺活检

B. 肌电图

C. 尿六联蛋白测定

D. 双肾同位素 GFR

E. 双肾 B 超

F. 尿红细胞位相显微镜检查

91. 患者进行了肾穿刺活检。肾脏病理中可见的特征性病变为

A. 电镜下可见足突弥漫融合

B. 光镜下见系膜细胞增生

C. 电镜下可见肾小球足细胞嗜锇髓样小体

D. Masson 染色见上皮下嗜复红物

E. 免疫荧光 IgG、C3 呈颗粒状弥漫沉积

F. 光镜下可见系膜基质增多

92. 如需确诊疾病，价值最大的检查为

A. *GLA* 基因测定　　B. 眼底检查

C. a－GAL A 活性　　D. 尿常规

E. 心脏超声　　　　F. 泌尿系统彩超

G. 胸片

(93～97 题共用题干)

患者，男，57 岁。左侧腰痛 3 个月。既往有梗阻性黄疸史、颌下腺炎性包块史及湿疹史。Sc_r 212μmol/L，血清 IgG 25g/L（正常范围 <17g/L），C3 减低。腹部超声发现双肾增大、左侧肾盂扩张、后腹膜组织增厚，未见泌尿系结石。

93. 该患者进一步应进行的检查是

A. 尿常规及相差显微镜检

B. 尿蛋白电泳

C. 血清 IgG4 测定

D. 糖化血红蛋白及空腹血糖

E. 血清固定免疫电泳

F. 腹部 MRI

G. 立位腹部 X 线片

94. 该患者首先应考虑的疾病是

A. 泌尿系统肿瘤

B. IgG4 相关肾脏疾病

C. 糖尿病肾病

D. 肾脏淀粉样变

E. 淋巴瘤肾脏浸润

F. 胆道肿瘤肾脏转移

95. 关于该疾病的叙述，正确的是

A. 相对良性病变

B. 好发于中老年男性

C. 常合并肾外多器官受累

D. 病变的纤维化改变具有特征性，呈席纹样

E. 对糖皮质激素反应较好

F. 病变早期纤维化成分较少，随着病程进展，炎症成分比例逐渐减少而纤维化成分增多

G. 病变在核磁上表现为 T 低信号

96. 如果最终患者确诊为 IgG4－TIN，下一步应采取的治疗有

A. 中等剂量糖皮质激素

B. 喹诺酮类抗生素

C. 霉酚酸类药物

D. 糖皮质激素冲击治疗

E. 血浆置换

F. 化疗

97. 该例患者若经上述治疗效果不佳，下一步应采取的治疗有

 A. 利妥昔单抗 B. 硫唑嘌呤

 C. 环磷酰胺   D. 霉酚酸酯

 E. 硼替佐米   F. 他克莫司

（98～100 题共用题干）

 患者，女，56 岁。眼干伴有下眼睑增大 1 年，消瘦、夜尿增多 6 个月。血常规：Hb 95g/L，WBC 6.6×10^9/L，EOS 7%。尿常规：PRO 1g/L，BLD 80cells/μl。24 小时尿蛋白 0.8g。Sc_r 238μmol/L，血清 IgG 28g/L（正常范围 <17g/L）。

98. 根据题干所提供的线索，无需与下列哪项病因进行鉴别

 A. 干燥综合征

B. 浆细胞病

C. IgG4 相关性疾病

D. 系统性红斑狼疮

E. IgA 肾病

F. 慢性肾小球肾炎

99. 对于该患者，下一步应当完善的检查中，不包括

 A. IgG 各亚型定量

 B. ANA、ENA

 C. 血清固定免疫电泳及血涂片

 D. ANCA

 E. 增强 CT

 F. ds－DNA

100. 如果该患者完成肾穿刺活检检查，下一步较有意义的病理染色为

 A. PASM 染色

 B. Masson 三色染色

 C. IgG 及 IgG4 免疫组化染色

 D. HE 染色

 E. CD3、CD4 组化染色

 F. CD20 组化染色

全真模拟试卷（六）

一、单选题：每道试题由1个题干和5个
备选答案组成，题干在前，选项在后。
选项A、B、C、D、E中只有1个为
正确答案，其余均为干扰选项。

1. 关于正常肾脏X线解剖，错误的是
   A. 肾外形呈蚕豆状
   B. 肾脏宽约5cm
   C. 肾脏长约10cm
   D. 肾内缘凹入部称肾窦
   E. 肾位于第12胸椎至第3腰椎之间

2. 体位性蛋白尿常见于
   A. 青春发育期青少年
   B. 生育年龄已婚女性
   C. 儿童
   D. 青壮年
   E. 中老年

3. 尿 β_2 - 微球蛋白增高可反映
   A. 近曲小管重吸收功能减退
   B. 肾小球滤过功能减退
   C. 远曲小管重吸收功能减退
   D. 肾血浆流量增加
   E. 髓袢重吸收功能减退

4. 正常人清晨浓缩尿中偶见的管型是
   A. 红细胞管型   B. 白细胞管型
   C. 透明管型   D. 颗粒管型
   E. 脂肪管型

5. 对于隐匿型肾小球肾炎的患者可以采取
   的措施，下列哪项应除外
   A. 避免肾损害因素，保护肾功能
   B. 每3~6个月检查一次，监测尿沉渣、
      肾功能和血压
   C. 与血尿、蛋白尿发作密切相关的慢

性扁桃体炎，可择期行扁桃体摘
除术
   D. 隐匿型肾小球肾炎本身就不是疾病，
      因此不需任何治疗
   E. 中医药辨证施治

6. 对于无肉眼血尿的肾病综合征，其病理
   类型为
   A. 膜性肾病
   B. 系膜增生性肾小球肾炎
   C. 膜增生性肾小球肾炎
   D. 局灶性节段性肾小球硬化
   E. 毛细血管内增生性肾小球肾炎

7. 对于轻微病变性肾小球肾炎，其主要病
   理特点为
   A. 肾小管上皮脂肪变性和坏死
   B. 肾小球球囊壁层上皮细胞增生
   C. 肾小球内皮细胞增生
   D. 肾小球系膜细胞增生
   E. 肾小球球囊脏层上皮细胞足突融合

8. AL 型淀粉样变性常见的死亡原因是
   A. 巨舌
   B. 肝、脾肿大
   C. 皮肤紫癜
   D. 左心室肥厚和心力衰竭
   E. 输尿管结石

9. 下列选项中，属于常染色体显性遗传性
   肾病的是
   A. 狼疮性肾炎
   B. 过敏性紫癜肾炎
   C. 成人型多囊肾
   D. 高尿酸血症肾病
   E. 肾淀粉样变性

10. 溶血性尿毒综合征的治疗应以下列哪种治疗为主
    A. 抗感染　　　　B. 药物治疗
    C. 肾移植　　　　D. 血浆置换
    E. 透析治疗

11. 对于单侧肾动脉狭窄高血压患者，首选的降压药为
    A. β 受体阻滞药　　B. 血管扩张药
    C. 钙通道阻滞药　　D. 利尿药
    E. ACEI

12. 高血压合并反复发作的速发型肺水肿最常见于
    A. 肾实质性高血压
    B. 双侧肾动脉狭窄
    C. 冠状动脉粥样硬化性心脏病
    D. 单侧肾动脉狭窄
    E. 原发性醛固酮增多症

13. 对于急性过敏性肾小管间质性肾炎患者，其每日使用糖皮质激素的常用剂量为
    A. 5～10mg　　　B. 15～20mg
    C. 30～40mg　　 D. 50～60mg
    E. ＞60mg

14. IgG4 相关性肾病中，下列可能参与了发病机制的细胞不包括
    A. 细胞毒 T 细胞　　B. 调节性 T 细胞
    C. 辅助性 T 细胞 2　D. 中性粒细胞
    E. 浆母细胞

15. Alport 综合征患者最常见的首发症状为
    A. 血尿
    B. 大量蛋白尿
    C. 感音神经性耳聋
    D. 前圆锥形晶状体
    E. 高血压

16. 对于妊娠期急性肾盂肾炎，在发热时应静脉给药，退热 48 小时后可改为口服治疗，疗程至少为

    A. 3 天　　　　　　B. 7 天
    C. 10 天　　　　　D. 14 天
    E. 21 天

17. 骨髓造血干细胞移植后出现急性肾损伤，最常见的原因是
    A. 低血容量
    B. 肝肾综合征
    C. 血栓性微血管病
    D. 缺血或中毒导致的急性肾小管坏死
    E. 化学治疗药物剂量过大

18. 下列不属于 CKD 患者铁缺乏常见原因的是
    A. 消化道出血
    B. 透析器及管路残留血液
    C. 患者进食较少
    D. 铁调素表达减少
    E. 注射 rHuEPO

19. 美国肾脏病基金会 KDOQI 指南建议，永久性血管通路优先选择下列哪种通路
    A. 移植血管内瘘
    B. 直接动静脉穿刺
    C. 动静脉外瘘
    D. 中心静脉插管
    E. 自体动静脉内瘘

20. 下列选项中，哪项不是发生对比剂肾病的危险因素
    A. 老年
    B. 糖尿病肾病
    C. 脱水状态
    D. 充血性心力衰竭
    E. 单纯肾囊肿

21. 患者，女，31 岁。有水肿、腰酸、蛋白尿 6 年。血压为 150/90mmHg。尿蛋白（＋＋），尿白细胞 10～15 个/HP，尿红细胞 5～8 个/HP，颗粒管型 2 个/HP，24 小时尿蛋白定量 2.5g，圆盘电

泳示中分子蛋白尿，肌酐清除率为70ml/min，血浆清蛋白40g/L，球蛋白26g/L。患者最可能的诊断为

A. 原发性肾病综合征

B. 急性肾炎

C. 慢性肾炎

D. 急性肾盂肾炎

E. 慢性肾盂肾炎、肾功能不全代偿期

22. 患者，男，44岁。表现为肾病综合征，行肾穿刺活检见肾小球基底膜明显增厚。考虑电镜检查最可能的表现是

A. 基底膜与脏层上皮细胞间的沉积物内见基底膜钉状突起

B. 毛细血管基底膜不规则增厚

C. 内皮细胞与基底膜间有致密沉积物

D. 脏层上皮与基底膜间有致密沉积物

E. 系膜内有电子致密沉积物

23. 患者，男，68岁。4个月前出现双下肢水肿，血红蛋白150g/L，尿蛋白（＋），24小时尿蛋白定量5.9g，血清白蛋白19.2g/L，血肌酐108μmol/L。目前患者腹痛，双下肢水肿，腹水，血红蛋白180g/L，血浆白蛋白16.7g/L，血肌酐268μmol/L，左肾体积增大。应首先考虑的并发症是

A. 肝硬化　　　B. 肠穿孔

C. 血吸虫病　　D. 腹膜炎

E. 肾静脉血栓形成

24. 患者，男，40岁，行肾移植术。术中肾血液循环恢复15分钟后，移植的肾脏由红转为暗红，出现青紫，坏死，该患者可能出现的是

A. 肾缺血

B. 超急性排斥反应

C. 加速性排斥反应

D. 急性排斥反应

E. 慢性排斥反应

25. 患者，男，64岁。近1个月来精神紧张，夜尿增多，尿常规阴性，尿比重1.002～1.008，血压为180/90mmHg。患者最可能的诊断是

A. 尿崩症

B. 慢性肾小球肾炎

C. 慢性肾盂肾炎

D. 糖尿病

E. 小动脉性肾硬化症

二、多选题：每道试题由1个题干和5个备选答案组成，题干在前，选项在后。选项A、B、C、D、E中至少有2个正确答案。

26. 急性肾盂肾炎的病理改变是

A. 弥漫性肾小球病变

B. 肾小管腔内有脓性分泌物

C. 肾小管上皮细胞肿胀、坏死、脱落

D. 肾间质内有白细胞浸润和小脓肿形成

E. 肾盂黏膜充血、水肿

27. 关于毛细血管内增生性肾小球肾炎的治疗，下列叙述正确的有

A. 如有反复发作的慢性扁桃体炎，待病情稳定后可做扁桃体切除术

B. 如有大量尿蛋白可用激素及细胞毒药物

C. 伴有急性肾衰竭时应做血液透析

D. 急性期应卧床休息，给予低盐饮食

E. 当合并肾病综合征时可做肾活检

28. 下列哪些疾病可表现为Ⅱ型RPGN

A. IgA肾病

B. 膜增生性肾小球肾炎

C. 狼疮性肾炎

D. Wegener肉芽肿

E. 过敏性紫癜肾炎

29. 下列关于冷球蛋白血症的肾外表现，叙述正确的是

A. 红细胞沉降率增快

B. 类风湿因子阳性

C. 血清补体降低

D. 可有循环免疫复合物

E. 冷球蛋白试验阴性

30. 肾动脉狭窄的临床表现包括

  A. 肾功能进行性减退

  B. 患肾缩小

  C. 高血压，舒张压升高明显

  D. 轻度蛋白尿

  E. 患侧剧烈腰痛

31. 不明原因的尿崩症应与高血钾型肾小管性酸中毒相鉴别，后者有

  A. 高氯性代谢性酸中毒

  B. 肾衰竭

  C. 高氯性代谢性碱中毒

  D. 尿液酸化功能障碍

  E. 高钙血症

32. 下列疾病中，常出现继发性肾小管酸中毒的有

  A. 干燥综合征

  B. 系统性红斑狼疮

  C. 慢性肾盂肾炎

  D. 马兜铃酸肾病

  E. 乙型肝炎病毒相关肝硬化

33. Alport 综合征的免疫荧光检查可见

  A. 免疫球蛋白和补体通常呈阴性

  B. IgM 和 C3 在系膜区和（或）沿 GBM 呈颗粒样沉积

  C. IgA 沿 GBM 呈颗粒样沉积

  D. C 在系膜区呈颗粒样沉积

  E. 免疫球蛋白和补体通常呈阳性

34. Fabry 病的光镜检查通常可见

  A. 肾小球足细胞体积增大

  B. 胞质空泡化、泡沫样变性

  C. 胞质呈弥漫性增生

  D. 整个肾小球呈蜂窝状

  E. 肾小球足细胞体积缩小

35. 下列表现中，提示慢性肾盂肾炎的是

  A. 反复发作的尿路感染病史

  B. 静脉肾盂造影提示肾盂肾盏变形、缩窄

  C. 双肾大小不等

  D. 肾外形凹凸不平

  E. 有尿频、尿急、尿痛症状

36. 梗阻性肾病患者的血生化检查可见

  A. 晚期肾功能不全

  B. 血磷降低

  C. 早期可无明显改变

  D. 二氧化碳结合力及血钙增高

  E. 血肌酐、血尿素氮增高

37. 关于产后急性肾损伤的叙述，正确的是

  A. 仅出现在产后，常发生在产后第 1 天至数月

  B. 表现为正常妊娠和分娩后出现少尿甚至无尿，同时伴明显的微血管内溶血性贫血和出凝血系统障碍

  C. 其临床表现与产后溶血尿毒症综合征完全相同

  D. 治疗主要在于早期诊断，一旦诊断明确，尽早行血液透析

  E. 随着血液透析和血浆置换治疗方法的应用，产后急性肾损伤的死亡率已明显下降

38. 下列关于肝肾综合征的叙述，正确的是

  A. 肾动脉造影提示肾血管收缩，肾病理通常无明显异常

  B. 肝移植治疗有效

  C. 其肾可移植给慢性肾衰竭的患者

  D. 通常预后好

  E. 持续扩容治疗效果好

39. 慢性肾衰竭的病理生理改变主要有

  A. 水、电解质平衡失调

  B. 高尿酸血症

C. 代谢性酸中毒

D. 蛋白质代谢产物潴留

E. 糖耐量升高

40. 导致尿毒症性心肌病的原因包括

    A. 高血压

    B. 钙在心肌的沉积

    C. 尿毒症毒素

    D. 贫血

    E. 进食差

41. 红细胞生成刺激素的不良反应有

    A. 透析通路血栓   B. 高血压

    C. 癫痫   D. 低钾血症

    E. 高钙血症

42. 根据 KDIGO 建议，可用来分类诊断慢性肾病时骨异常的指标包括

    A. 转换、矿化、骨量

    B. 高转换骨病、低转换骨病、无动力骨病

    C. 骨形成率、骨胶原的钙化情况、骨组织所占总组织的比例

    D. 联合使用 iPTH 和骨特异性碱性磷酸酶

    E. 使用第四代 PTH 检测方法

43. 决定腹膜透析处方的主要因素是

    A. 患者的体表面积

    B. 残肾功能

    C. 腹膜转运特性

    D. 患者的主观意愿

    E. 患者的生活状态

44. 连续性肾脏替代治疗的适应证包括重症急性肾损伤伴血流动力学不稳定和需要持续清除过多水或毒性物质，如慢性肾衰竭合并下列哪些疾病

    A. 急性肺水肿

    B. 心力衰竭

    C. 尿毒症脑病

    D. 血流动力学不稳定

E. 肝性脑病

45. 肾移植术后发生细胞介导的急性排斥反应可以采取的治疗方法有

    A. 使用 CD3 单克隆抗体（OKT3）进行治疗

    B. 使用抗淋巴细胞或胸腺细胞免疫球蛋

    C. 使用大剂量甲泼尼松龙冲击治疗

    D. 使用 CD20 单克隆抗体进行治疗

    E. 采用血浆置换治疗

46. 铅可经呼吸道、消化道、皮肤吸收，分布于人体各组织，含量较高的组织为

    A. 肾   B. 肺

    C. 肝   D. 胰腺

    E. 胃

47. 慢性铅中毒性肾病常合并

    A. 周围神经病   B. 神经衰弱

    C. 贫血   D. 消化不良

    E. 泌尿系统症状

48. 下列药物中，在肾功能不全时灭活减少，体内浓度增高的有

    A. 胰岛素

    B. 亚胺培南

    C. 甲状旁腺激素（PTH）

    D. 胰高血糖素

    E. 氨苄西林

三、共用题干单选题：叙述一个以单一患者或家庭为中心的临床情景，提出 2～6 个相互独立的问题，问题可随病情的发展逐步增加部分新信息，每个问题只有 1 个正确答案，以考查临床综合能力。答题过程是不可逆的，即进入下一问后不能再返回修改所有前面的答案。

（49～51 题共用题干）

    患者，男，32 岁。因"血糖升高 20

年，水肿 6 个月"就诊。既往糖尿病病史
20 年，使用胰岛素治疗时有低血糖症。近
半年来，出现眼睑及下肢水肿。实验室检
查：空腹血糖 13.4mmol/L，血肌酐
65μmol/L；尿蛋白 > 300μg/min，尿白细
胞 0 ~ 3 个/HP。

49. 诊断应考虑为
   A. 肾动脉硬化　　　B. 肾病综合征
   C. 胰岛素性水肿　　D. 肾小球肾炎
   E. 糖尿病肾病

50. 患者的病期为
   A. Ⅴ期　　　　　　B. Ⅲ期
   C. Ⅰ期　　　　　　D. Ⅳ期
   E. Ⅱ期

51. 减轻尿蛋白可首选
   A. 倍他乐克　　　　B. 维拉帕米
   C. 酚妥拉明　　　　D. 氢氯噻嗪
   E. 卡格列净

（52 ~ 54 题共用题干）

患者，女，60 岁。既往高血压病史 20
年，服用卡托普利治疗。半年前出现夜尿
增多。诊室测血压为 170/90mmHg。尿常
规：尿蛋白（+）。肾功能：血尿素氮
11.4mmol/L，肌酐 236μmol/L，血钾
4.6mmol/L。B 超：双肾大小、形态正常。

52. 该患者查体的要点，哪项应除外
   A. 立卧位血压
   B. 腹部血管杂音
   C. 观察有无库欣面容
   D. 甲状腺触诊
   E. 肺部听诊

53. 根据患者的临床表现，首先考虑的诊
   断是
   A. 肾动脉狭窄
   B. 良性小动脉性肾硬化
   C. 恶性小动脉性肾硬化
   D. 原发性醛固酮增多症

E. 先天性肾脏发育不良

54. 对于患者的降压治疗，下列药物配伍
   方案不推荐的是
   A. ACEI 联合 ARB
   B. ACEI 联合 CCB 类
   C. ARB 联合 CCB 类
   D. ACEI 联合利尿剂
   E. ARB 联合利尿剂

（55 ~ 57 题共用题干）

患者，男，54 岁。因"5 年来多次结
石急性发作"入院。既往有炎症性肠病，
长期激素治疗，口服磺胺预防性抗感染。

55. 该患者的结石类型最可能是
   A. 草酸钙　　　　　B. 胱氨酸
   C. 尿酸　　　　　　D. 磷酸钙
   E. 磺胺

56. 需要进一步做的评估不包括
   A. 尿常规
   B. CT
   C. 肾动态
   D. 24 小时尿生化分析
   E. 血生化

57. 下列预防结石反复发作的措施中，不
   适用于该患者的是
   A. 减少高草酸食物的摄入
   B. 碱化尿液
   C. 大量饮水
   D. 控制维生素 C 的摄入
   E. 控制动物蛋白的摄入

（58 ~ 60 题共用题干）

患者，男，53 岁。慢性肾小球肾炎病
史 10 年，因"头晕、恶心、呕吐"就诊。
查体：血压为 160/100mmHg，血红蛋白
65g/L，肌酐 760μmol/L。

58. 患者应考虑的诊断是
   A. 恶性高血压
   B. 慢性肾脏病（CKD）G5 期

C. 慢性肾小球肾炎急性发作

D. 慢性肾脏病（CKD）G4 期

E. 急进型高血压

59. 下列最有利于诊断为慢性肾衰竭的是

    A. 高钾血症

    B. 高磷低钙血症

    C. 蛋白持续存在

    D. 低钠血症

    E. 尿 β－MG 增高

60. 如治疗后患者血压仍高，同时出现高钾血症，下列最不宜选择的降压药物是

    A. 硝普钠   B. 钙离子拮抗剂

    C. ACEI 类   D. 苯妥拉明

    E. 哌唑嗪

（61 ~ 63 题共用题干）

    患者，男，59 岁。糖尿病肾病，维持性血透 1 年，右颈内静脉长期导管留置 1 年。今日透析开始前，测体温 36.8℃，在血透开始后 1 小时突然出现畏寒、发抖，继之全身发热。

61. 该患者发热应首先考虑为

    A. 致热原反应

    B. 菌血症

    C. 透析器过敏

    D. 导管相关性感染

    E. 透析机温度失控

62. 针对此种情况，应采取的措施不包括

    A. 更换血透导管

    B. 使用抗过敏药

    C. 应用小剂量糖皮质激素

    D. 血培养

    E. 调低透析液温度

63. 如果该患者发生导管相关血流感染，经导管血培养阳性，最可能的致病菌是

    A. 大肠埃希菌

B. 金黄色葡萄球菌

C. 表皮葡萄球菌

D. 粪球菌

E. 铜绿假单胞杆菌

（64 ~ 65 题共用题干）

    患者，男，72 岁。因肾动脉狭窄住院。既往下肢动脉硬化闭塞症术后、糖尿病、高血压病史，血肌酐 123μmol/L，行肾动脉介入造影＋支架植入术。术后 3 天，因颈动脉狭窄再次行颈动脉 CTA 检查。术后 5 天，复查血肌酐达 285μmol/L。

64. 该患者最可能的诊断为

    A. 药物相关性肾损伤

    B. 急性肾小管坏死

    C. 肾皮质坏死

    D. 对比剂肾病

    E. 肌红蛋白所致肾损伤

65. 该患者经水化治疗术后 1 周时，复查血肌酐达 560μmol/L，每日尿量 < 400ml，下一步应给予的最佳治疗方案是

    A. 利尿治疗

    B. 继续水化治疗

    C. ACEI/ARB 类药物治疗

    D. 血液透析治疗

    E. 多巴胺受体激动剂治疗

四、案例分析题：每道案例分析题至少 3 ~ 12 问。每问的备选答案至少 6 个，最多 12 个，正确答案及错误答案的个数不定。考生每选对一个正确答案给 1 个得分点，选错一个扣 1 个得分点，直至扣至本问得分为 0，即不含得负分。案例分析题的答题过程是不可逆的，即进入下一问后不能再返回修改所有前面的答案。

（66 ~ 70 题共用题干）

    患者，女，52 岁。近 1 个月反复双下肢水肿、泡沫尿。血压 154/108mmHg。诊

断糖尿病 4 年，规律口服降糖药。为明确诊治来院就医。

66. 患者应进行的检查项目有

A. 糖化血红蛋白

B. 泌尿系超声

C. 肾功能

D. 尿白蛋白肌酐比

E. 腹部 CT

F. 血清补体

G. 肾动态显像

H. ANCA

I. PET - CT

67. [提示：患者检查发现糖化血红蛋白 8.5%，尿蛋白（+），尿红细胞 25 个/HP，尿白蛋白肌酐比 145mg/g，血肌酐 90μmol/L，GFR 71.9ml/（min·1.73m²），血常规正常，24 小时尿蛋白 1.47g，免疫、乙型肝炎、肿瘤等检查均无异常。彩超示：双肾回声稍增强] 根据以上结果，患者目前诊断可能是

A. 糖尿病肾病

B. 糖尿病合并非糖尿病肾脏疾病

C. 梗阻性肾脏病

D. 肾病综合征

E. 糖尿病肾病合并非糖尿病肾脏疾病

F. 急性肾小球肾炎

68. [提示：患者进一步行肾活检，病理报告示各常规染色切片见 8～10 个肾小球，其中 1 个小球球性硬化，各小球见系膜区重度增生，未见明显 K - W 结节形成，基膜节段或球性空泡变性。肾小管萎缩（约 1%），间质纤维化（约 1%）伴有少许淋巴细胞、单核细胞浸润。血管病变不明显。免疫荧光：IgM15 个小球阶段（+），IgA、IgG、C3、C4、C1qFN15 个小球均阴性] 下列叙述正确的是

A. 病理表现符合 IgA 肾病

B. 病理表现符合糖尿病肾脏病

C. 肾小球损伤分级为Ⅱb 级

D. 肾间质纤维化和小管萎缩评分为 1 分

E. 病理表现为糖尿病肾病合并 IgA 肾病

F. 动脉玻璃样变评分为 1 分

G. 间质炎症评分为 2 分

H. 大血管动脉硬化评分为 1 分

69. 该患者的治疗方案应包括

A. 调整降糖药物，控制血糖

B. 降血压

C. 预先造瘘

D. 透析疗法

E. 免疫抑制剂

F. 减少尿蛋白

G. 糖皮质激素冲击

H. 适当运动

70. 目前最适合该患者的药物是

A. μ 受体拮抗剂

B. β 受体拮抗剂

C. ACEI 或 ARB 类药物

D. 他汀类药物

E. 利尿剂

F. CCB 类药物

(71～74 题共用题干)

患者，男，75 岁。有心房颤动病史 10 余年，无其他特殊病史。因"2 小时前无明显诱因出现左侧腰部疼痛"就诊，疼痛可牵涉至腹部及背部，性质为绞痛，伴有恶心，无呕吐，无畏寒、发热，无腹痛、腹泻。查体：生命体征平稳。心脏听诊：心律不规则，第一心音强弱不等，心率大于脉搏。腹平软，无明显的压痛及反跳痛，肾区有叩击痛。辅助检查：心电图提示心房颤动，腹部 CT（平扫 + 增强）示左肾有一楔形未强化区。

71. 患者目前最可能的诊断为
    A. 急性胰腺炎
    B. 肾梗死
    C. 输尿管结石
    D. 腹主动脉夹层
    E. 肾裂伤
    F. 肠系膜上动脉栓塞

72. 如要确诊此病及排除相关并发症，必须完善的检查及检验有
    A. 血常规，尿常规，粪便常规，肝功能，肾功能，电解质，凝血分析，血、尿淀粉酶测定
    B. 肠系膜血管彩超
    C. 肾动脉造影
    D. 静脉肾盂造影
    E. 超声心动图
    F. 腹部 B 超

73. 如患者在入院后 3 小时被确诊为肾梗死，以下叙述正确的是
    A. 使用肝素抗凝，需监测 INR，目标值一般为 1.5 ~ 2.5
    B. 如检验结果排除了出血倾向，应首选局部溶栓治疗
    C. 血流开通后需进行低分子量肝素、普通肝素、华法林及阿司匹林等抗凝和抗血小板治疗
    D. 如检验结果排除了出血倾向，应首选全身溶栓治疗
    E. 使用华法林抗凝，需监测 INR，目标值一般为 2 ~ 3
    F. 华法林需要长期合用肝素抗凝

74. 如住院第 3 天开始，连续 2 天测量血压都较高（最高可达 170/110mmHg），肾功能提示血肌酐为 310μmol/L，尿蛋白（＋＋），下列叙述错误的是
    A. 该病导致的新发高血压常可自行消退
    B. 如患者血肌酐持续升高，可予以急

诊透析治疗，并可行肾穿刺活检排除肾脏基础疾病的存在
    C. 首选 ACEI、ARB 类的降压药
    D. 可使用 β 受体阻滞剂美托洛尔及钙通道阻滞剂硝苯地平降压治疗
    E. 如服用降压药后，患者血压未有明显下降，可给予硝普钠静脉泵入降压治疗
    F. 该患者肾功能的恢复与患者肾脏的储备功能的高低密切相关

（75 ~ 78 题共用题干）
    患儿，女，9 岁。因"腹痛、血样腹泻 2 天"入院。既往体健。查体：体温 37.9℃，脉搏 87 次/分，呼吸 18 次/分，血压 117/78mmHg，腹部弥漫性压痛，肝、脾大。

75. 患儿起病前野餐进食以下食物，最可能是传染源的食物是
    A. 烤鸡   B. 蔬菜罐头
    C. 生牛乳   D. 蓝莓
    E. 水煮蛋   F. 胡萝卜

76. [提示：患儿困乏逐渐加重，出现四肢酸痛。查体：眼睑水肿，下肢散在瘀斑。实验室检查：血 BUN 和血肌酐升高，尿蛋白（＋＋）] 考虑该患儿痢疾出现的并发症是
    A. 肠系膜淋巴结炎
    B. 吉兰－巴雷综合征
    C. 溶血性尿毒综合征
    D. 主动脉炎
    E. 反应性关节炎
    F. 过敏性紫癜
    G. 囊状动脉瘤

77. 如果疾病进一步恶化，可能出现的并发症是
    A. 急性肾小管坏死
    B. 囊状动脉瘤
    C. 弥散性血管内凝血（DIC）

D. 血栓性血小板减少性紫癜（TTP）

E. Wilms 瘤

F. 血栓性微血管病（TMA）

78. 该患儿透析的最强适应证是

　　A. 血钠 122mmol/L

　　B. 血碳酸氢盐 15mmol/L

　　C. 血清 BUN 60mmol/L

　　D. 血钾 5.3mmol/L

　　E. 血红蛋白 80g/L

　　F. 血小板计数 $< 20 \times 10^9$/L

（79～82 题共用题干）

　　患者，女，64 岁。高血压病史 20 年，血压控制良好。近 3 个月来，因血压控制不佳联合应用 4 种降压药，血压最高可至 190/130mmHg 左右。查体：左腹部可闻及血管杂音。

79. 该患者的诊断应首先考虑为

　　A. 肾动脉狭窄

　　B. 急进型高血压

　　C. 嗜铬细胞瘤

　　D. 腹主动脉狭窄

　　E. 高血压病 3 级

　　F. 慢性肾小球肾炎

80. 为明确诊断，该患者首选的检查是

　　A. 中段尿培养　　B. 肾静脉造影

　　C. 肾动脉造影　　D. 双肾 B 超

　　E. 尿 VMA 测定　　F. 肾活检

81. 该患者应该接受的治疗不包括

　　A. 运动减肥　　B. 抗血小板治疗

　　C. 糖皮质激素　　D. 调脂治疗

　　E. 肾动脉重建　　F. 抗高血压治疗

82. 下列各项中，支持该患者接受肾动脉重建是

　　A. $S_{cr} \geqslant 265\mu mol/L$

　　B. 患肾 GFR ≤10ml/（min·1.73m²）

　　C. 肾内动脉阻力指数 ≥0.8

　　D. 患肾长径 >7cm

E. 超声提示肾实质有无灌注区

F. CTA 或 MRA 显示肾实质有大片无灌注区

（83～85 题共用题干）

　　患者，女，19 岁。近 1 年来，反复发作口腔溃疡。近半年来，出现双手遇冷时苍白，伴有疼痛，继之发紫，阳光照射后面部皮肤易出现红斑并伴瘙痒。医生怀疑其患有系统性红斑狼疮。

83. 确诊系统性红斑狼疮还需要的检查结果是

　　A. 红细胞沉降率（+），RF（+）

　　B. 狼疮细胞阳性

　　C. 尿蛋白（+++），ANCA（+）

　　D. 库姆斯（Coombs）试验（+）

　　E. ANA 阳性

　　F. 血小板计数 8.0×10^9/L，白细胞计数 3.0×10^9/L

　　G. 抗双链 DNA 抗体阳性

84. 下列自身抗体中，与系统性红斑狼疮精神状况有关的是

　　A. 抗 RNP 抗体

　　B. 增殖细胞核抗原（PCNA）

　　C. 抗 Hu 抗体检查

　　D. 抗 SSA 抗体

　　E. 抗 Jo-1 抗体

　　F. 抗 Scl-70 抗体

85. 下列检查结果，提示系统性红斑狼疮处于活动期的是

　　A. ANA 呈斑点型阳性

　　B. 抗 SSA 抗体阳性

　　C. C3、总补体溶血活性（CH50）水平降低

　　D. 抗 Sm 抗体阳性

　　E. 抗 RNP 抗体高效价阳性

　　F. 循环免疫复合物（CIC）水平升高

（86～89 题共用题干）

患者，女，32 岁。因"中度发热，全身肌痛，四肢关节肿痛，口腔溃疡 3 个月"入院。实验室检查：血白细胞计数 $2.8 \times 10^9/L$，血红蛋白 92g/L；尿红细胞 13 个/HP，尿蛋白（+）。

86. 该患者最可能的诊断是

    A. 类风湿关节炎

    B. 败血症

    C. 皮肌炎

    D. 系统性红斑狼疮

    E. 急性肾小球肾炎

    F. 特发性膜性肾病

87. 该患者最需要进行的检查是

    A. 腹部 CT

    B. 抗核抗体水平

    C. 抗 Scl－70 抗体水平

    D. 类风湿因子检测

    E. 尿细菌培养

    F. 抗双链 DNA 抗体水平

88. 该患者免疫学检查最可能出现阳性的抗体是

    A. 抗核抗体（ANA）

    B. 抗 Jo－1 抗体

    C. 抗 Scl－70 抗体

    D. 类风湿因子（RF）

    E. 抗中性粒细胞胞质抗体（ANCA）

    F. 抗 RNP 抗体

89. 为缓解病情，首选的药物是

    A. 抗生素

    B. 糖皮质激素联合环磷酰胺

    C. 非甾体抗炎药

    D. 镇痛药

    E. 抗疟药

    F. 镇静药

（90～94 题共用题干）

患者，女，27 岁。因"颜面部皮疹、双下肢水肿 2 年，尿量减少 2 周"入院。查体：血压 150/90mmHg，颜面部斑丘疹呈蝶翼样分布，双下肢见可凹性水肿。实验室检查：尿沉渣镜检红细胞满视野，24 小时尿蛋白定量 6.5g，血浆清蛋白 27.8g/L，血肌酐 256μmol/L。血 C3 下降，抗核抗体（+），抗双链 DNA 抗体（+）。B 超示：双肾稍大。

90. 下列选项中，不是狼疮性肾炎病理活动指标的是

    A. 肾小球细胞弥漫增生

    B. 微血栓形成

    C. 大量免疫复合物呈"白金耳"现象

    D. 肾小球毛细血管襻节段性坏死

    E. 肾小球基底膜弥漫增厚

    F. 新月体形成

91. 最可能的诊断是

    A. 系统性红斑狼疮，伴慢性肾小球肾炎

    B. 系统性红斑狼疮，伴急进性肾小球肾炎

    C. 系统性红斑狼疮，伴原发性肾病综合征

    D. 系统性红斑狼疮，狼疮性肾炎，急性肾衰竭

    E. 系统性红斑狼疮，狼疮性肾炎，慢性肾衰竭

    F. 系统性红斑狼疮，伴急性肾小球肾炎

92. 下列选项中，属于系统性红斑狼疮活动指标的是

    A. 明显血尿

    B. 急性肾衰竭

    C. 大量蛋白尿

    D. C3 水平下降

    E. 抗双链 DNA 抗体（+）

    F. 发热、关节痛

G. 狼疮脑病

93. 假设肾活检病理为新月体肾炎，最主要的治疗方案应为
 A. 口服泼尼松 + 环磷酰胺
 B. 口服泼尼松 + 吗替麦考酚酯
 C. 先静脉应用甲泼尼龙冲击治疗 1~2 个疗程，然后口服泼尼松及环磷酰胺
 D. 优质低蛋白饮食，控制血压等对症治疗
 E. 口服泼尼松 + 霉酚酸酯
 F. 单纯用环磷酰胺治疗

94. 下列治疗措施中，错误的是
 A. 口服泼尼松
 B. 利尿
 C. 甲泼尼龙冲击治疗
 D. 输入血浆清蛋白
 E. 环磷酰胺冲击治疗
 F. 口服吗替麦考酚酯

(95~100 题共用题干)

患者，男，49 岁。因"贫血、骨痛伴蛋白尿 1 个月"就诊。查体：中度贫血貌，双下肢轻度水肿。

95. 对该患者确诊最有利的检查是
 A. 24 小时尿蛋白定量
 B. 心电图
 C. 胸部 CT
 D. 胸部 X 线
 E. 骨髓穿刺
 F. 静脉肾盂造影

96. 确诊的必要条件是
 A. 骨髓中异常浆细胞 >15%
 B. 骨髓中有大量 M 蛋白
 C. 尿中查到本周蛋白
 D. 广泛骨质破坏
 E. 骨穿刺活检发现异常细胞
 F. 骨髓中异常白细胞 >15%

97. 该患者最可能的诊断是
 A. 再生障碍性贫血
 B. 原发性肾小球肾炎
 D. 白血病
 C. 缺铁性贫血
 E. 多发性骨髓瘤
 F. 肾淀粉样变性

98. 下列关于该病症的叙述，正确的是
 A. 常见明显的低钙血症
 B. 轻链蛋白尿可能是多发性骨髓瘤肾损害的最初表现
 C. 非轻链蛋白尿提示淀粉样物质在肾小球内沉积
 D. 本周蛋白可引起进行性肾衰竭
 E. 肾损害与高黏滞综合征有关
 F. 肾损害与高尿酸血症有关

99. 患有该病症可导致
 A. 溢出性蛋白尿
 B. 肾小球性蛋白尿
 C. 一过性蛋白尿
 D. Tamm – Horsfall 蛋白增加
 E. 肾小管性蛋白尿
 F. 输尿管性蛋白尿
 G. 瘘管性蛋白尿

100. 临床常用的化疗方案包括
 A. 蛋白酶抑制药联合糖皮质激素
 B. 美法仑 + 泼尼松（MP）方案
 C. 环磷酰胺 – 多柔比星 – 长春新碱 – 泼尼松（CHOP）方案
 D. 以烷化剂为基本药物的联合化疗方案
 E. 干扰素
 F. 阿奇霉素 – 博来霉素 – 长春碱 – 达卡巴嗪（ABVD）方案
 G. 长春新碱 + 多柔比星 + 地塞米松（VAD）及相关方案

高级卫生专业技术资格考试用书

肾内科学全真模拟试卷与解析

（副主任医师/主任医师）

答案解析

主　编　田　密
副主编　吴　岩　苏晓晓　李　雪　黄　群
编　委　吴　私　张永哲　陈　杰　赵自霞　彭　慧

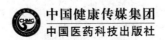
中国健康传媒集团
中国医药科技出版社

目 录

· 全真模拟试卷（一）答案解析

·· 1

· 全真模拟试卷（二）答案解析

·· 12

· 全真模拟试卷（三）答案解析

·· 24

· 全真模拟试卷（四）答案解析

·· 35

· 全真模拟试卷（五）答案解析

·· 45

· 全真模拟试卷（六）答案解析

·· 56

全真模拟试卷（一）答案解析

一、单选题

1. C 两肾的水平高度并不相等。正常情况下，人体的左肾比右肾略高，这是由于右侧肝脏的位置比左侧低，导致右肾被推向下方。因此，选项 C 错误。

2. C 肾单位是肾脏的结构和功能单位。肾单位由肾小球、肾小囊和肾小管组成。

3. D 肾小球滤过膜是由肾小球毛细血管内皮细胞、肾小球毛细血管上皮细胞和肾小球毛细血管基底膜组成的。这三个结构共同构成了肾小球滤过膜，起到了过滤血液、排出废物和保留有用物质的作用。

4. D 急性弥漫性增生性肾小球肾炎时，光镜下可见肾小球的病变为弥漫性，两侧肾脏同时受累，肾小球系膜细胞和内皮细胞增生、肿胀，并有中性粒细胞及单核细胞浸润，致肾小球体积增大，细胞数目明显增多。

5. B 血尿是 IgA 肾病最常见和最突出的症状。血尿可能是间歇性的，可出现在尿液中的血液呈现红色或棕色。血尿的程度可以从轻微的隐匿性血尿到明显的血尿不等。

6. D IgA 肾病的确切诊断有赖于肾活检免疫病理检查，其诊断特征为肾小球系膜区有广泛的 IgA 沉积，呈融合成块状或者散在颗粒状沉积物。

7. B 该患者肾功能正常，24 小时尿蛋白 1g，针对这种情况，可以采用血管紧张素转换酶抑制剂（ACEI）治疗。血管紧张素转换酶抑制剂是肾脏保护治疗的常用药物，该药物具有降低肾小球球内压，降低高滤过等作用，可一定程度地减少尿蛋白、延缓肾病进展。

8. C 狼疮性肾炎是系统性红斑狼疮（SLE）患者最常见的肾脏并发症之一，其病理特点是肾小球的损伤和硬化。球囊粘连是狼疮性肾炎的一个典型特征，指肾小球内的毛细血管被炎症过程中产生的渗出物粘连在一起，形成团块状。这种粘连会导致肾小球内毛细血管的通畅性受阻，影响肾小球的正常功能。选项 A，早期狼疮性肾炎肾小球可能尚未呈现严重和广泛的损伤。选项 B，狼疮性肾炎可累及多个肾小球，不仅仅是部分肾小球。选项 D，狼疮性肾炎的硬化可以是节段性的，但涉及的小叶数量不限于 3~4 个。选项 E，早期狼疮性肾炎肾小球硬化表现可以是多样的，并不一定见大部分肾小球呈球性硬化。

9. A 肾动脉狭窄是指肾动脉内径减小，血液供应受限。如果发生在单侧肾动脉，则该侧肾脏的血液供应会受到影响，从而导致该侧肾脏的功能减退，最终可能发生萎缩。

10. E 血浆置换是一种治疗方法，通过去除患者体内的异常血浆成分，并用新鲜的血浆代替，以清除体内的有害物质和调整体液平衡。急性肾炎综合征不是血浆置换的适应证。急性肾炎综合征是一种炎症性肾脏疾病，主要特征是肾小球滤过膜的炎症和损伤。在急性肾炎综合征中，常见的治疗方法包括对症治疗，控制炎症和免疫反应，维持水、电解质平衡等，并不是首选血浆置换。吉兰－巴雷综合征是一种自身免疫性疾病，血浆置换可以清除体内的异常自身抗体和免疫复合物，从而减轻病情。溶血尿毒症综合征是一种免疫相关性疾病，血浆置换可以清除体内的异常免疫复合物和炎症介质，改善病情。灾难性抗心磷脂抗体综合征是一种自身免疫性疾病，血浆置换可以清除体内的异常自身抗体和免疫复合物，从而改善病情。多发性骨髓瘤是一种恶性血液肿瘤，血浆置换可以清除体内的异常免疫球蛋白和肿瘤细胞，减轻病情。

11. D 肾小管性酸中毒Ⅳ型的主要特征是高氯性代谢性酸中毒（AG 正常）及高钾血症。肾小管性酸中毒Ⅳ型是一种遗传性疾病，主要由于远端肾小管对氢离子的排泄功能受损，导致血液中的酸性物质不能被正常清除，从而引起血液酸中毒。同时，由于肾小管对钾离子的排泄功能也受损，导致血液中的钾离子浓度升高。

12. D 慢性肾小管间质性肾炎电镜下肾小管基底膜常增厚并呈板层化，肾小管萎缩，肾间质胶原纤维形成，肾小球基底膜缺血皱缩或硬化。

13. D 范科尼综合征是指遗传性或获得性近端肾小管的功能异常引起的一组症候群。临床表现为肾性全氨基酸尿、磷酸盐尿、葡萄糖尿、碳酸氢盐尿以及尿酸等有机酸尿。

14. D 急性膀胱炎是尿路感染中最常见的类型。它通常由细菌感染引起，细菌从尿道进入膀胱，导致膀胱发炎。急性膀胱炎的典型症状包括尿频、尿急、尿痛等。这种类型的尿路感染在女性中更为常见，因为女性的尿道较短且靠近肛门，更容易受到细菌感染。

15. D 在妊娠期高血压疾病患者使用硫酸镁治疗过程中，如果出现硫酸镁中毒的反应，葡萄糖酸钙是首选的解毒药物。硫酸镁中毒的症状包括呼吸抑制、心动过

缓、低血压、肌肉松弛、神经系统抑制等。葡萄糖酸钙可以通过竞争性拮抗硫酸镁对神经 - 肌肉传导的抑制作用，从而缓解中毒的症状。

16. A 根据一般的定义，慢性肾衰竭代偿期的标准是肌酐清除率（C_{cr}）在 50% ~ 80% 之间，血肌酐（S_{cr}）在 133 ~ 177μmol/L 之间。

17. E 透析用临时导管通常置入大静脉，以便将血液引出体外进行透析处理。右颈内静脉是一常用的置管部位，具有较大的静脉径路和较低的并发症风险。相比之下，左颈内静脉通常不是首选部位，因为左颈内静脉与主动脉之间的距离较短，导致置管时风险较大。其他部位如右侧锁骨下静脉、右股静脉和左股静脉也可以考虑，在特殊情况下可能会选择这些部位。

18. C 利福平肾病是利福平使用过程中出现的肾损害，可能导致肾功能不全或肾衰竭。当患者出现肾衰竭时，透析治疗是必要的。透析是一种通过人工方式去除体内的废物和过多的液体来替代肾脏功能的治疗方法。

19. B 该患者有高血压病史 30 余年，伴有尿比重和渗透压下降，尿蛋白电泳提示以小分子蛋白为主，均支持肾小管重吸收功能受损导致的蛋白尿。

20. A 根据患者的临床表现，包括间断咳嗽、咳痰带血、乏力、纳差伴尿少、水肿，以及实验室检查结果，包括尿蛋白、尿沉渣红细胞增多、贫血和肾功能损害，可以怀疑肾小球肾炎。抗肾小球基底膜抗体阳性提示可能存在抗肾小球基底膜肾炎。该疾病的免疫病理所见是 IgG 和 C3 呈线条状沉积于毛细血管壁，称为线条型免疫复合物沉积。选项 B 描述的是颗粒状沉积，选项 C 描述的是颗粒状沉积于系膜区和毛细血管壁，选项 D 描述的是无或仅微量免

疫复合物沉积，选项 E 描述的是多部位沉积。

21. E 患者有 1 个月前的呼吸道感染史，近日出现水肿、持续少尿和肾功能进行性恶化，与急性肾炎的临床特点相符。实验室检查显示血压升高、尿蛋白和红细胞增多，提示肾小球损伤。广泛肾小球囊腔内新月体形成是急性肾炎的典型病理特点，指新月体细胞在肾小球囊腔内形成，这是由肾小球内新月体细胞的增生和聚集导致的。

22. A 急进性肾小球肾炎Ⅰ型，也称为抗肾小球基底膜肾炎，是一种罕见但严重的肾小球疾病，主要由针对肾小球基底膜的自身抗体引起，导致急速发展的肾功能不全。临床表现包括乏力、纳差、尿少、水肿和高血压。实验室检查显示贫血、血尿和蛋白尿，但补体 C3 水平正常。B 超检查提示双肾增大。抗肾小球基底膜抗体阳性是确诊急进性肾炎Ⅰ型的重要指标。其他选项如过敏性紫癜、狼疮性肾炎、急性链球菌感染后肾小球肾炎和 IgA 肾病与抗肾小球基底膜抗体阳性无关。因此，选项 A 是最可能与血清抗肾小球基底膜抗体阳性相关的疾病。

23. D 泌尿系统肿瘤部分会有血尿，但应该是进行性血尿，选项 A 错误；急、慢性肾小球肾炎和急进性肾小球肾炎均有肾炎综合征，即水肿、血尿、蛋白尿和高血压，与本题相悖，选项 B、C、E 错误。IgA 肾病诊断要点为青少年，感染后出现或加重，突发血尿或加重，无蛋白尿、水肿和肾损害，因此选项 D 正确。

24. C 根据患者的临床表现和实验室检查结果，可以怀疑系统性血管炎。患者有发热、关节痛、乏力等全身症状，伴随恶心、呕吐和腹痛。实验室检查显示血肌酐升高、尿蛋白和红细胞增多，提示肾功

能损害。胸片显示片状阴影，可能是由肺部血管炎引起的。与过敏性紫癜肾炎、狼疮性肾炎、急性肾小球肾炎和溶血尿毒症综合征不同，系统性血管炎通常伴有全身血管炎的特征性表现，如皮肤损害、关节炎、神经损害等。因此，最可能的诊断是系统性小血管炎。

25. B 急性肾小管坏死是一种常见的急性肾损伤类型。在这种情况下，肾小管细胞受到损伤，导致肾小管功能受损，无法有效排出废物和调节电解质平衡。根据给出的临床资料，血尿素氮和血肌酐水平升高，提示肾小管排泄功能受损。同时，血钠和二氧化碳结合力的异常也支持急性肾小管坏死的诊断。血钠的降低可能是由于肾小管对钠的重吸收功能受损，导致排钠增加。二氧化碳结合力的降低可能是由于肾小管对碳酸氢盐的重吸收功能受损，导致碳酸氢盐的排泄增加。

二、多选题

26. ABCD 肾锥体是肾脏的结构之一，位于肾髓质中。它的形状类似于锥形，由许多肾小管和集合管组成。肾锥体的顶部称为肾乳头，乳头上有开口的小孔，通过这些小孔，尿液从集合管排空到肾盏中。肾锥体含肾小球，肾柱位于肾锥体之间，两者共同构成肾髓质。选项 E 错误。

27. ABCD 肾病综合征的主要特征是尿蛋白定量明显增加，通常 24 小时尿蛋白定量 >3.5g。由于尿蛋白丢失导致血浆胶体渗透压降低，引起水分在组织间隙的潴留，表现为水肿，尤其是面部、眼睑和下肢水肿。肾病综合征患者常伴有血脂异常，包括高胆固醇和高甘油三酯。由于大量尿蛋白丢失，血浆中的白蛋白水平下降，常低于 30g/L。高凝状态不是肾病综合征的典型表现。

28. ABCD Ⅲ型和Ⅳ型狼疮性肾炎也

可以表现为不活动的肾炎，选项 A 错误。纤维素样新月体提示慢性病变，选项 B 错误。各种病理类型会发生转换，选项 C 错误。足突融合是狼疮性肾炎累及足细胞的病理表现之一，但不是狼疮性肾炎特征性改变，选项 D 错误。最新发现显示 SLE 可引起足细胞病，不伴有免疫复合物沉积，选项 E 正确。

29. ABC 恶性高血压是一种严重的高血压急症，其特点是血压升高迅速且持续，可能导致器官损害。恶性高血压通常伴随着一系列症状，其中体重下降、视物模糊和头痛是最常见的首发症状。

30. ABCDE 在急性肾小球肾炎中，肾小球的炎症和损伤会导致肾脏功能减退，进而引起高血压。多囊肾的特征是肾脏中出现多个囊肿，这些囊肿会逐渐增大，对正常肾组织产生压力，最终导致肾功能减退和高血压。慢性肾盂肾炎可能会导致肾脏结构和功能的损害，进而引发高血压。肾小血管病变指的是肾脏小血管的疾病，如肾动脉狭窄、肾动脉硬化等，这些病变影响了肾脏的血液供应，导致肾脏功能减退和高血压。肾小球的慢性炎症和损伤会导致肾脏结构和功能的改变，进而引起高血压。

31. ABCDE 肾实质性高血压常有肾炎病史，先出现尿检异常，后出现高血压，伴有水肿，眼底检查为渗出性病变，肾活检为各种慢性肾脏病的病理改变。

32. BCDE 肾小管性酸中毒会导致酸性环境增加，使得骨骼中的钙离子被溶出，导致骨质疏松和骨软化。由酸中毒引起的钙离子溶出，可能导致佝偻病的发生，表现为骨骼畸形和肌肉萎缩。酸中毒会刺激口渴中枢，导致患者出现多饮的症状。酸中毒会导致尿液中的酸性物质浓度升高，增加尿液中结晶形成的风险，从而增加肾

结石的患病率。肾小管性酸中毒通常不会出现少尿。

33. ABC 非遗传性肾囊肿性疾病包括单纯性肾囊肿、获得性肾囊肿和多囊性肾发育不良。常染色体隐性多囊肾病、髓质囊性肾病属于遗传性肾囊肿性疾病。

34. ABC 输尿管芽与后肾中胚层相互诱导机制异常可导致集合系统发育异常，尿路梗阻，以及因单侧肾缺如、实质内基质扩张、囊肿形成导致多囊性肾发育不良。

35. CDE 尿路感染如果得不到及时有效的治疗，可以导致肾盂肾炎，进而引起肾功能损害，最终导致肾衰竭。在严重的尿路感染中，细菌可以进入血液循环，引发感染性休克，表现为低血压、心率增快、多器官功能障碍等临床表现。尿路感染未经治疗或治疗不及时，细菌可以进入血液循环，引发败血症，表现为高热、寒战、全身炎症反应等。

36. ABCD 慢性肾盂肾炎引起的炎症反应可以导致肾盂和肾盏黏膜的瘢痕形成，进而引起肾盂和肾盏的变形和狭窄，选项 A 正确。慢性肾盂肾炎会导致肾小管上皮细胞的损伤和退化，造成肾小管的萎缩和功能减退，同时管腔内可能有渗出物，选项 B 正确。慢性肾盂肾炎长期发展可能导致肾脏的纤维化和萎缩，进而引起肾脏体积的缩小，选项 C 正确。慢性肾盂肾炎引起的炎症反应可以导致肾盂和肾盏的变形和狭窄，同时肾实质内可能存在明显的炎症病灶，选项 D 正确。慢性肾盂肾炎主要累及肾盂和肾盏，肾小球通常不受直接影响，因此不会出现肾小球的纤维化，选项 E 错误。

37. ABCE 降压药选择：①首选甲基多巴、拉贝洛尔、硝苯地平、硫酸镁。②二线降压药：可乐定、肼屈嗪、哌唑嗪、β 受体阻滞剂（仅推荐在妊娠晚期应用）。

38. AB 先兆子痫需与慢性肾脏病（CKD）或原发性高血压合并先兆子痫相鉴别。

39. ABCD 急性肾损伤（AKI）是指各种病因引起的短时间内肾脏功能快速减退的临床综合征，包括肾小球、肾小管和间质的损伤，导致肾功能受损。AKI可按解剖部位分类为肾前性、肾性和肾后性。肾前性AKI是由肾脏血流减少或血液循环不足引起的，肾性AKI是由肾脏本身的损伤引起的，肾后性AKI是由尿液排出受阻引起的。急性肾小管坏死是AKI最常见的病理改变之一。急性肾小管坏死是指肾小管细胞的坏死和脱落，导致尿液产生和浓缩功能受损。高钾血症是AKI患者死亡的主要原因之一。由于肾脏功能减退，无法有效排出体内过多的钾离子，导致血液中钾离子浓度升高，可能引发严重的心律失常和心脏停搏。虽然一部分患者可以通过适当的治疗和干预措施恢复肾功能，但并非所有患者都能完全恢复，一些患者可能会有残余的肾功能损害。

40. ABDE 急性肾损伤（AKI）通常会导致电解质的紊乱，如血钾水平升高、血镁水平降低等。因此，选项D和选项E中的血钾和血镁的测定结果是符合急性肾损伤的特点的。通常情况下，急性肾损伤会导致血磷水平升高，因为肾小球滤过率下降，不能有效地排出磷酸盐。相反，血钙水平通常会下降，因为肾小球滤过率下降，不能有效地重吸收钙离子。因此，选项C中的血磷0.89mmol/L和血钙2.96mmol/L的结果不符合急性肾损伤的特点。其余各项均符合急性肾损伤的特点。

41. ACDE 肾小球增大可导致足细胞结构改变，包括足突消失、细胞体积变小、假囊肿形成，吸附小滴积聚，最后脱落。

42. BD 尿毒症患者的白细胞功能可能受到损害，包括吞噬功能和杀菌能力的降低，从而增加感染的风险。此外，尿毒症患者的免疫功能可能受到抑制，包括细胞免疫和体液免疫的受损，使得患者对感染的抵抗力下降。

43. ABC 肾小球疾病导致的慢性肾衰竭，临床上常可出现血尿、蛋白尿和高血压。

44. BCDE 透析膜的尿素物质转运系数（KOA）主要反映了对以尿素为代表的小分子溶质的清除效率。KOA < 300代表对尿素的清除率低；KOA为300~600，代表对尿素的清除率为中等；KOA > 600代表对尿素的清除率高。

45. ABD 腹膜透析的绝对禁忌证：①腹膜功能丧失或广泛的腹部粘连。②不可修补的腹部机械缺损。③腹壁皮肤广泛感染、严重烧伤或者其他皮肤病急性期。④严重的精神障碍和认知功能障碍，失明、上肢残障患者，除非有家属或照顾者负责长期腹透操作，否则不建议行PD治疗。

46. ABE 肾移植绝对禁忌证：①未治疗的恶性肿瘤患者。②结核活动者。③艾滋病或者肝炎活动者。④药物成瘾者（包括镇痛药物或者毒品）。⑤进行性代谢性疾病（如草酸盐沉积病）。⑥近期心肌梗死。⑦存在持久性凝血功能障碍者（如血友病）。⑧预期寿命 < 2年。⑨其他脏器功能存在严重障碍（包括心肺功能、肝功能严重障碍者）。过度肥胖或者严重营养不良属于肾移植的相对禁忌证。

47. ABC 药物性肾病可能引起消化系统的不良反应，其中包括食欲缺乏、呕吐、恶心和腹泻、腹痛等症状。这些症状可能是由于药物对胃肠道的直接刺激或毒性作用所致。

48. ABE 蜂蜇伤后的表现包括皮肤灼热、水肿、急性肾损伤。蜂蜇引起的皮肤灼热和水肿是常见的症状，急性肾损伤是较为严重的并发症之一。头痛和高血压不是蜂蜇伤后的常见表现。

三、共用题干单选题

49. A 肾小球是肾脏的一个重要部分，负责过滤血液并排出废物和多余的液体。在肾小球疾病中，肾小球的结构和功能受损，导致尿蛋白的泄漏和水肿的发生。尿蛋白（＋＋＋）和24小时尿蛋白定量4.5g表明患者存在明显的蛋白尿，这是肾小球疾病的典型表现。其他肾小球疾病的常见症状还包括血尿、高血压和肾功能损害。因此，根据患者的临床表现和检查结果，最可能的肾脏疾病定位诊断是肾小球疾病。

50. A 在肾小球滤过功能受损的情况下，滤过膜的选择性受到破坏，导致蛋白质从血液中泄漏到尿液中，形成蛋白尿。在本例中，尿蛋白（＋＋＋）和24小时尿蛋白定量4.5g表明患者存在明显的蛋白尿，这提示肾小球滤过功能受损。因此，根据患者的临床表现和检查结果，最可能导致该患者发生大量蛋白尿的机制是肾小球滤过功能受损。

51. C 患者的尿蛋白（＋＋）和尿红细胞5~10个/HP符合急性肾小球肾炎的特点。此外，患者既往高血压史，血压升高（180/110mmHg）和眼底视盘轻度水肿也支持急性肾小球肾炎并发高血压脑病的诊断。

52. B 急性肾小球肾炎的最主要特征是血尿，即尿液中可见红细胞。血尿通常是由于肾小球滤过膜的破损导致红细胞进入尿液中所致。血尿可以呈现不同的颜色，从微红到暗红都有可能。

53. B 根据患者的临床表现和实验室检查结果，如上呼吸道感染后出现腰酸、乏力、尿色加深、尿量减少、痰中带血、

尿常规和镜检显示蛋白尿和大量红细胞，血肌酐升高，B超检查显示肾脏大小正常，最可能的诊断是急进性肾炎。急进性肾炎是一种进展迅速的肾小球肾炎，常伴有肾小管功能异常和严重的肾脏损害。

54. D 新月体性肾炎是急进性肾炎的一种病理类型，其特征是肾小球内出现新月体，表示肾小球严重破坏和肾功能进一步恶化。

55. E 抗凝治疗通常用于预防血栓形成或减少血栓的发生，但在急进性肾炎的治疗中并不常用。其他选项如卧床休息、低盐饮食、抗感染治疗和血浆置换是常规的治疗措施，有助于控制病情和促进肾功能的恢复。

56. C 患者有蛋白尿、面部红斑和关节疼痛等症状，这些症状与自身免疫性疾病相关。抗核抗体谱检查是一种常用的检查方法，用于筛查和诊断自身免疫性疾病，如系统性红斑狼疮（SLE）。SLE是一种以多系统损害和自身抗体产生为特征的自身免疫性疾病，抗核抗体谱检查可以检测多种自身抗体，包括抗核抗体（ANA）和抗双链DNA抗体（anti-dsDNA），有助于明确诊断。

57. A 根据患者的病史和检查结果，该患者的蛋白尿属于肾小球来源蛋白尿。蛋白尿是指尿液中蛋白质的含量超过正常范围。根据蛋白尿的来源，可以分为多种类型。肾小球来源蛋白尿是指蛋白质从肾小球滤过膜进入尿液，通常与肾小球疾病相关。常见的肾小球疾病包括肾炎、肾病综合征等。

58. A 面部红斑、关节疼痛和蛋白尿等症状提示可能存在自身免疫性疾病，如系统性红斑狼疮（SLE）。在SLE等自身免疫性疾病中，补体的活性可能会受到影响。一般情况下，随着疾病的活动，补体的水

平会降低。

59. B 根据患者服用含关木通的中草药后出现夜尿增多、脸色苍白、尿糖阳性等症状和检查结果，怀疑可能存在药物引起的慢性间质性肾炎。关木通是一种常用的中草药，但含有一些有毒成分，长期使用可能导致肾脏损伤，引发慢性间质性肾炎。

60. D 肾活检是最可靠的诊断慢性间质性肾炎的方法。通过肾活检可以直接观察肾脏组织的病理改变，确定诊断并进一步指导治疗。

61. B 该患者近半个月来出现头痛、眼花，今晨出现剧烈头痛并呕吐，血压为 180/110mmHg。这些症状和血压升高可能提示患者患有子痫前期。在子痫前期的情况下，既往血压是否正常对于诊断和治疗都具有参考价值。

62. D 患者在内科治疗后病情好转，但听胎心发现胎心 176 次/分。在子痫前期，胎心过快可能是胎儿缺氧的表现。在这种情况下，为了保护胎儿的安全，应该立即进行剖宫产术。

63. D 在妊娠期高血压疾病和慢性高血压之间进行鉴别诊断时，尿酸值的增高是一个重要的指标。在妊娠期高血压疾病中，由于肾功能受损，尿酸的排泄受到影响，导致尿酸值的升高。

64. C 患者有双下肢水肿、食欲缺乏、恶心、呕吐等症状，动脉血气分析显示 pH 偏低（酸性），HCO_3^- 偏低（代谢性酸中毒），$PaCO_2$ 偏高（呼吸性代偿），血肌酐升高，这些表现提示患者可能存在慢性肾衰竭伴代谢性酸中毒。

65. A 碳酸氢钠可以中和体内的酸，从而纠正酸中毒。临床上常用碳酸氢钠 3～10g/d，分 3 次口服；严重患者应静脉滴注碳酸氢钠并根据血气分析结果调整用药剂量，同时应用袢利尿剂增加尿量，防止钠潴留。选项 B、C、E，立即静脉滴注碳酸氢钠溶液也可以用于纠正酸中毒，但剂量和速度需要谨慎控制，因此口服碳酸氢钠片是更为常用和安全的方法。

四、案例分析题

66. A 该患者为青年男性，感染后半个月出现水肿、高血压、镜下血尿、蛋白尿，诊断考虑为急性肾小球肾炎。呼吸困难、不能平卧，两肺底可闻及散在湿啰音，考虑伴有急性左心衰竭。故选项 A 正确。

67. B 对诊断急性肾小球肾炎意义最大的是起病初期血清 C3 及总补体下降，8 周内渐恢复正常。故选项 B 正确。

68. D 急性肾小球肾炎患者发生急性肾衰竭而有透析指征时，应及时给予透析治疗。该患者心力衰竭经药物保守治疗无效，应及时行血液透析治疗。故选项 D 正确。

69. ABCE 急性肾小球肾炎通常伴随着血清 C3 水平的下降，而在治疗后，血清 C3 水平通常会在 8 周内恢复正常，选项 A 正确。如果患者在急性肾小球肾炎发作后仍然存在持续高血压、大量蛋白尿或肾功能损害，预后通常较差，选项 B 正确。大多数急性肾小球肾炎患者的预后是良好的，疾病通常会在数月内自愈，选项 C 正确。急性肾小球肾炎预后与性别无关，选项 D 错误。如果急性肾小球肾炎患者的肾组织增生病变较重，伴有较多的新月体形成，预后通常较差，选项 E 正确。该病大多数预后良好，常可在数月内临床自愈，一般不会转变为不可逆性肾损害，选项 F 错误。

70. A 韦格纳肉芽肿是一种系统性坏死性血管炎，主要累及上呼吸道、肺部和肾脏。患者的发热、咳嗽、咯血、乏力、关节痛和体重下降等症状及体征与韦格纳肉芽肿的表现相符合。辅助检查结果显示贫血、红细胞沉降率增快、血 cANCA 阳性和尿蛋白增多，也支持韦格纳肉芽肿的诊断。抗 GBM 抗体阴性排除了 Goodpasture 综合征的可能性。

71. C 患者表现为免疫复合物介导的新月体性肾小球肾炎，血清 cANCA 阳性，尿蛋白（＋＋＋），抗 GBM 抗体阴性，临床和病理表现都支持急进性肾小球肾炎Ⅲ型的诊断。

72. ACDE 急进性肾小球肾炎Ⅲ型伴咯血的治疗如下：①糖皮质激素（甲泼尼龙冲击疗法）；②细胞毒药物（CTX 冲击）；③血浆置换；④免疫球蛋白；⑤尿少者给予透析。

73. A 根据患者的临床表现和实验室检查结果，最可能的诊断是远端肾小管酸中毒。患者有口干、眼干、四肢乏力、全身骨骼酸痛以及尿频等症状，实验室检查发现血钾低，血 pH、碳酸氢盐（HCO_3^-）和碱剩余（BE）降低，尿常规显示碱性尿。这些表现与远端肾小管酸中毒相符合。

74. C 根据患者的临床表现和实验室检查结果，最可能的诊断是干燥综合征伴肾小管性酸中毒。为了进一步评估患者的病情，需要进行免疫指标检查。在干燥综合征中，免疫指标检查可以帮助确定诊断。常见的免疫指标包括抗核抗体（ANA）、类风湿因子（RF）和抗 SS-A/SS-B 抗体。这些抗体的阳性结果可以支持干燥综合征的诊断。

75. C 该患者的实验室检查结果显示血肌酐（Sc_r）和尿常规异常，提示肾功能受累。血肌酐水平升高，说明肾小球滤过功能下降，尿常规中出现蛋白和红细胞也表明肾小球滤过功能异常。因此，该患者需要进行肾活检以进一步明确肾脏病变的类型和程度。选项 A 和 B 中的病程长和肾

小管性酸中毒是可能的病因，但并不足以作为需要肾活检的理由。选项 D 中的低血钾和选项 E 的高血钾可能是由于肾小管功能异常导致的，但也不是肾活检的直接指征。因此，选项 C 是正确的答案。

76. B 干燥综合征（SS）中主要的肾组织学异常是患者均有不同程度的慢性间质性肾炎，表现为肾间质内有大量的弥漫性淋巴细胞及浆细胞浸润，肾间质区和肾髓质区均可受累。肾小管呈不同程度的萎缩，小管基底膜不规则增厚伴扩张，肾间质纤维化，病变晚期小管间质纤维化明显。

77. B 肾梗死是指肾脏的血流完全阻塞，导致肾组织缺血坏死。如果肾脏 CTA 显示右肾区有一楔形缺损，这进一步支持了肾梗死的诊断。

78. A 心房颤动是一种心律失常，可以导致血液在心脏中滞留，形成血栓。这些血栓可以通过血液循环到达肾脏的血管，导致肾动脉栓塞，最终引发肾梗死。

79. C 局部溶栓是一种治疗肾梗死的方法，通过在血栓形成的部位使用溶栓药物，溶解血栓，恢复血液流通。在这种情况下，首先给予局部溶栓的处理可以帮助恢复肾脏的血液供应，减轻肾组织的坏死程度。

80. A 高血压可能加重肾功能损害和尿蛋白的产生。对于这位患者，她的血压升高较为明显，并且伴有肾功能异常和尿蛋白增加的症状。在这种情况下，需要立即进行降压治疗以减轻肾脏的负担。硝普钠是一种快速降压药物，静脉泵入可以迅速降低血压。

81. B 患者有夜尿增多、乏力的症状，尿常规示蛋白阳性、葡萄糖阳性、白细胞和红细胞增多，血常规示中至重度贫血，肾功能检查示血尿素氮和血肌酐升高。这些表现符合慢性肾小管间质性肾炎的

特点。

82. D 在 2 年后的复查中，尿常规示蛋白阳性、白细胞和红细胞增多，应重点排除泌尿系统肿瘤。这是因为尿常规的异常结果可能与泌尿系统肿瘤有关，需要进一步排除。

83. A 患者使用青霉素后出现全身皮疹，并伴有肾功能损害，应给予泼尼松 30～40mg/d 的治疗。这是因为患者可能出现过敏反应引起的药物相关性肾损害，泼尼松可以减轻炎症反应和保护肾脏。继续使用青霉素可能加重患者的症状，其他治疗选项如 CTX 或甲泼尼龙冲击治疗可能不适合此情况。在严重情况下，可能需要血液透析来辅助治疗。

84. B 患者有 4 年的骨骼疼痛史，实验室检查结果显示血钾降低、血钙降低、血 pH 和血氯正常。这些表现与范科尼综合征的特征相符。

85. ABCD 范科尼综合征的诊断依据包括肾性糖尿、近端肾小管性酸中毒、磷酸盐尿和氨基酸尿。在范科尼综合征中，由于近端肾小管功能异常，导致肾小管对糖、氨基酸、磷酸盐等物质的重吸收受损，从而出现肾性糖尿、近端肾小管性酸中毒、磷酸盐尿和氨基酸尿。

86. A 尿 pH 7.0 说明尿液呈碱性，与远端肾小管的酸化功能障碍相符。双肾钙化可能是由于酸中毒引起的肾小管功能障碍导致的。

87. C 氯化铵负荷试验用于评估肾小管对氢离子的排泄功能。在无明显酸中毒的情况下，通过给予患者氯化铵，观察尿液中氢离子排泄的情况来评估肾小管酸化功能。如果患者出现酸中毒的表现，说明肾小管对氢离子的排泄功能受损，可以进一步确定酸中毒的类型。

88. ABCDEF 患者有尿路刺激症状，左肾区叩痛（±），提示存在尿路感染可能，查尿常规、血常规可提示是否感染，查尿细菌培养可提示引起感染的病原体，查肾功能、尿渗透压、尿 NAG 可提示肾脏功能。

89. C 泌尿系超声可以检查肾脏的形态和结构，残余尿测定可以评估患者排尿功能，这两项检查可以帮助明确诊断。

90. B 患者有尿路刺激症状，左肾区叩痛（±），尿常规可见白细胞及白细胞管型，尿频及尿渗透压低提示肾小管浓缩功能障碍，泌尿系超声可见左肾形态改变，提示慢性肾盂肾炎。

91. F 尿路梗阻、神经源性膀胱、糖尿病、膀胱输尿管反流和留置导尿管都会增加尿路感染的风险，因为它们可能导致尿液在尿路中滞留、细菌易于繁殖或尿液排出受阻。尿液高渗透压为机体防御功能，高渗透压不利于细菌生长。

92. ABCDEF 备选答案均可以帮助评估患者的水、电解质平衡，肾功能，感染情况和血糖控制情况。

93. C 在糖尿病合并感染后引起急性肾损伤（AKI）的情况下，口服降糖药可能无法有效控制血糖，因此应优先考虑胰岛素的应用。糖尿病患者在感染期间应优先考虑使用胰岛素来控制血糖，因为口服降糖药可能无法有效控制血糖。治疗感染是非常重要的，适当的抗生素应用可以控制感染，减轻炎症反应。由于患者尿少，控制入水量可以防止液体过载，进一步加重肾脏负担。在 AKI 的情况下，水、电解质平衡可能被打破，需要调节液体和电解质的摄入和排出。在贫血严重的情况下，输注库存血可以提高血红蛋白水平，改善氧供。

94. D 在这种情况下，应采取的紧急措施包括血液透析、10%葡萄糖酸钙静脉注射、降钾树脂口服、5%碳酸氢钠静脉滴注和腹膜透析。输库存血不是治疗高血钾的首选方法。

95. D 在出院后，患者需要注意监测血糖、控制蛋白尿、避免肾毒性药物、改善贫血和监测电解质。此外，由于患者曾经发生急性肾损伤，应该安排肾内科随访，以确保肾功能的恢复和长期管理。因此，选项 D 是错误的。

96. C 美国 K/DOQI 对慢性肾衰竭的分期：CKD1 期，GFR≥90ml/min，已有肾损害，GFR 正常；CKD2 期，GFR 60～89ml/min，GFR 轻度下降；CKD3 期，GFR 30～59ml/min，GFR 中度下降；CKD4 期，GFR 15～29ml/min，GFR 重度下降；CKD5 期，GFR <15ml/min，终末期肾脏病。

97. ABCDE 肾脏疾病导致肾小球滤过率下降，肾促红细胞生成素的分泌减少，是导致肾性贫血的主要原因之一。除了肾促红细胞生成素分泌不足外，肾性贫血还可以由红细胞生存时间缩短、各种原因的失血以及继发性甲状旁腺功能亢进等因素导致。选项 B、E 正确。患者血红蛋白水平低于正常范围，需要进行抗贫血治疗。促红细胞生成素是治疗肾性贫血的一种常用药物，可以刺激骨髓产生红细胞，应皮下或静脉注射促红细胞生成素，每周6000～10000U，选项 A 正确。在肾性贫血的治疗过程中，补充叶酸和铁剂可以改善贫血状况，应使转铁蛋白饱和度（TSAT）> 20%，血清铁蛋白（SF）> 100μg/L。TSAT 和 SF 的监测可以用来评估铁的储存和利用情况，选项 C 正确。贫血治疗的目标是使血红蛋白水平达到正常范围，一般目标值为 110～120g/L，血细胞比容目标

值为 33%～35%，选项 D 正确。过高的血细胞比容和血红蛋白水平可增加心血管事件的风险，选项 F 错误。

98. ABDEF 患者有慢性肾小球肾炎，治疗应以控制炎症和减轻肾脏损伤为目标。根据病因不同，可能需要采取相应的治疗措施，如抗炎治疗、免疫调节治疗等。CKD3 期常伴随高血压、高血脂、高血糖和高尿酸等代谢紊乱，因此需要积极控制这些因素，以减轻肾脏负担和进一步损伤。合理的饮食和营养治疗可以帮助控制血压、血脂、血糖和尿酸水平，减轻肾脏负担。具体的饮食要求可能需要根据患者的具体情况进行调整。患者应避免使用对肾脏有毒性的药物，如非甾体抗炎药物、某些抗生素等。在使用药物时应咨询医生，并告知医生自己的肾脏状况。患者应定期复查肾功能、血压、血脂、血糖等指标，以及进行其他相关检查，以评估病情变化和指导治疗调整。此期患者，剧烈的运动可能会增加肾脏的负担，导致进一步的损害。

99. ABCDF 当血钾超过 6.5mmol/L，并伴有心电图改变时，需要立即进行血液透析。在 CKD 进展到晚期时，肾脏无法正常排出体内产生的酸性代谢产物，导致代谢性酸中毒。当酸中毒达到严重程度时，需要进行血液透析以纠正酸碱平衡紊乱。严重的尿毒症可以导致脑水肿，出现神经系统症状，如意识改变、抽搐等。在这种情况下，急需进行血液透析以减轻脑水肿。尿毒症可能导致心脏功能不全，出现急性左心衰竭或肺水肿。在这种情况下，通过血液透析来纠正尿毒症和液体潴留是必要的。高钙血症可能导致多种症状，如恶心、呕吐、脱水等。当血钙水平≥3.75mmol/L时，需要进行血液透析以降低血钙水平。对于次级甲状旁腺功能亢进，常规的治疗

包括控制血磷水平、补充维生素 D 和钙剂，并根据具体情况考虑使用其他药物治疗，而不是急诊血液透析。

100. BCDEF 患者的睡眠质量好并不能直接反映透析的清除效果。透析充分性的评估主要依据溶质的清除效果、透析并发症、营养状况、电解质和酸碱平衡指标以及血压和容量状态的控制情况。

全真模拟试卷（二）答案解析

一、单选题

1. B 肾脏是人体重要的排泄器官，具有多种功能，包括内分泌调节功能、排泄废物、调节体内酸碱平衡和调节水、电解质平衡等。肾脏并不直接参与体温的调节，体温的调节主要由神经系统和体表血管完成。

2. C 儿童的肾脏位置相对于成人来说是略低的，而不是略高。这是因为随着儿童的生长发育，肾脏会逐渐下降到正常的位置。其他选项中，肾脏呈蚕豆形，其长轴指向外下方（选项 A），成人肾脏长约 10cm，宽约 5cm（选项 B），左肾比右肾高 1~2cm（选项 D），婴儿肾外形可有分叶倾向（选项 E）都是正确的叙述。

3. B 肾小球中，血液通过毛细血管壁的滤过作用，将水、电解质和小分子物质（如葡萄糖）过滤到肾小球囊内形成初尿。初尿通过近曲小管进入近端小管。近端小管是肾小管系统中的第一段，也是最长的一段。在近端小管中，大部分被滤过的葡萄糖会被主动转运回肾小管上皮细胞，并通过细胞内的葡萄糖转运蛋白（GLUT）转运到肾小管上皮细胞内，并最终返回到血液中。其他选项中，髓袢降支粗段、远端小管和集合管不参与葡萄糖的重吸收。髓袢降支细段参与尿液浓缩，而不是葡萄糖的重吸收。

4. C 儿童肾病综合征是一组以肾小球病变为主要特征的疾病，常见于儿童和青少年。根据病理类型的不同，儿童肾病综合征可以分为多种类型，包括局灶节段性肾小球硬化、系膜增生性肾小球肾炎、微小病变肾病、膜性肾病和膜增生性肾炎等。根据统计数据和研究结果，儿童肾病综合征最常见的病理类型是微小病变肾病。微小病变肾病通常表现为肾病综合征的典型症状，如蛋白尿、水肿和低蛋白血症。

5. C 急性肾小球肾炎起病较急，病程一般在 3 个月以内，病情轻重不一。一般有镜下或肉眼血尿，蛋白尿，可有管型尿。常有高血压及水肿。

6. A 在急性肾小球肾炎中，由于肾小球滤过膜的破损，红细胞可以渗漏到尿液中，并在肾小管中聚集形成红细胞管型。

7. A 肾病综合征是指肾小球滤过膜的损伤导致尿蛋白丢失，并可能伴有水肿和低蛋白血症等。在乙肝病毒相关性肾炎中，如果没有乙肝病毒的复制指标，说明病毒活动性较低，因此抗病毒药物如干扰素或核苷类似物的治疗效果有限。在这种情况下，使用类固醇激素联合细胞毒物的治疗方案可能更适用。类固醇激素具有抗炎和免疫抑制作用，能够减轻肾小球的炎症反应和损伤，并减少尿蛋白的丢失。而细胞毒物可以抑制免疫系统中的异常活化细胞，减少炎症损伤。

8. A 狼疮性肾炎活动指数（SLDAI）是一种常用的评估狼疮性肾炎活动程度的指标体系。细胞性新月体是 SLDAI 中的一个评估指标。细胞性新月体是指在肾小球内形成的由肾小球毛细血管内皮细胞和系膜细胞形成的新月体。在狼疮性肾炎中，细胞性新月体的存在提示肾小球炎症的活跃程度和严重程度。细胞性新月体的数量越多，说明狼疮性肾炎活动性越高。

9. B 肾静脉造影为诊断肾静脉血栓形成的金标准，影像学表现为肾静脉管腔内充盈缺损和管腔截断。

10. A 非甾体抗炎药（NSAIDs）是最常见的引起急性肾小管间质性肾炎的药物之一。NSAIDs 通过抑制前列腺素的合成，导致肾血流减少和肾小管功能异常，从而引起急性肾小管间质性肾炎。

11. D 常染色体显性多囊肾病（ADPKD）的特征是肾脏中出现多个囊肿。根据国际 ADPKD 联盟的诊断标准，60 岁以上患者 B 超可诊断为 ADPKD 的条件是双侧肾脏囊肿至少各 4 个。

12. C 尿路感染是临床常见病和多发病，可发生于各年龄段，女性，尤其是妊娠期妇女的发生率更高；男性则好发于两个特别的人群，即肾移植受者和尿路有功能性或器质性异常的患者。超过 50% 的女性一生中有过尿路感染病史，妊娠期妇女的发生率更高，约 10% 以上；女性和男性的比例约为 10∶1，50 岁以后的男性，尿路感染的发生率与女性相近，约为 8%。

13. A 尿路感染是变形杆菌引起的一种常见感染，尤其在合并尿路结石的患者中更为常见。尿路结石可以提供细菌滋生的场所，并且阻碍尿液排出，导致细菌滞留和感染。

14. A 肾活检为诊断妊娠期急性肾损伤的金标准，若高度疑诊肾小球肾炎（蛋白尿、血尿、阳性血清标志物），可以在孕 28 周前谨慎采用，孕 30 周后不建议行肾活检。

15. D 根据 2015 年 ICA 建议，肝肾综合征的诊断标准是：①肝硬化和腹腔积液诊断明确。②符合 ICA - AKI（国际肾脏病学会急性肾损伤）诊断标准。③目前或近期未使用肾毒性药物。④停用利尿剂并输注白蛋白（1g/kg）至少 2 天无效。

⑤无器质性肾损伤的体征。因此，选项 D 中的停用利尿剂并输注白蛋白（1g/kg）至少 5 天无效是错误的。

16. B 在继发性肾脏疾病中，导致慢性肾衰竭最常见的病因是糖尿病肾病。糖尿病是一种慢性代谢疾病，长期高血糖会对肾脏产生损害，导致糖尿病肾病的发生。

17. A 动静脉内瘘是一种异常的血管连接，通常由手术或外伤引起。在动静脉内瘘中，动脉和静脉直接相连，导致高速血流通过静脉系统。血流动力学改变可能导致狭窄，这是大多数动静脉内瘘血栓形成的基础。当动静脉内瘘存在狭窄时，血流速度增加，血液在狭窄处受到阻碍，形成湍流和血流动力学的改变。这种改变可以导致血栓形成，特别是在狭窄处和动静脉内瘘的交界处。

18. B 严重高钾血症时，可先选用钾浓度为 2mmol/L 的透析液，待患者血清钾浓度逐渐下降后再改为无钾透析液。对于严重高钾血症者若首先采用无钾透析液，可因血清钾浓度下降过快，细胞膜电位差变化过快，导致严重心律失常。

19. E 当血铅 > 1000μg/L 时，可发生范科尼综合征，甚至 AKI。

20. C 肾性水肿是指由肾脏功能异常导致的体液潴留和水肿。在本题的情况下，肾小球滤过率急剧下降可能是由肾小球炎症引起的。化脓性扁桃体炎可能是引起肾小球炎症的原因之一。

21. A 急性肾小球肾炎是一种免疫复合物介导的肾脏疾病，通常由链球菌感染引起。在这种疾病中，免疫反应导致免疫复合物在肾小球内沉积，引发炎症反应和肾小球的损伤。患者出现上呼吸道感染后 10 天出现双眼睑水肿，这是急性肾小球肾炎的典型表现之一。此外，实验室检查结果显示尿蛋白阳性，尿红细胞和红细胞管型增多，进一步支持急性肾小球肾炎的诊断。急性肾盂肾炎是一种尿路感染引起的肾脏炎症，通常表现为腰痛、尿频、尿急等症状，与患者的症状和实验室检查结果不符。急进性肾小球肾炎是一种进展迅速的肾脏疾病，但患者的病程不足以支持这一诊断。慢性肾炎急性发作是指慢性肾炎在某些诱因下发生急性加重，而患者的病史不支持这一诊断。慢性肾盂肾炎是一种长期存在的肾盂感染和炎症，与患者的急性症状和实验室检查结果不符。

22. A 根据患者的临床表现和实验室检查结果，最可能的诊断是低血钾型远端肾小管性酸中毒。低血钾型远端肾小管性酸中毒是一种肾小管功能异常导致的酸中毒疾病，其特征包括尿 pH 升高（>5.5），血钾降低，血钙降低，血氯升高。此外，该患者出现骨骼疼痛和双肾结石，也与低血钾型远端肾小管性酸中毒的典型表现相符。

23. E 根据患者的临床表现和 B 超检查结果，首先应考虑的疾病是获得性肾囊肿。获得性肾囊肿是一种后天形成的肾囊肿，通常是由肾脏疾病、感染、损伤等因素引起的。在这种情况下，患者长期进行血液透析，而血液透析会导致肾脏结构的改变，其中包括囊肿的形成。

24. A 根据患者的病史和检查结果，可以初步诊断为糖尿病肾病，伴有肾功能受损。根据肾小球滤过率（GFR）的估算结果，患者的肾功能已经明显受损，属于晚期肾病。因此，对于这种情况，建议患者进行血液透析治疗。血液透析是一种人工替代肾功能的治疗方法，通过清除血液中的废物和多余液体，帮助维持体内的电解质和酸碱平衡。对于晚期肾病患者，血液透析是一种常见的治疗选择。其他选项如抗生素、血浆置换、血液滤过等治疗方

法在此情况下并不适用。ACEI/ARB 治疗可以用于控制高血压和减少蛋白尿，但对于肾功能明显受损的患者来说，单纯的药物治疗已经无法逆转肾损害，因此不是首选治疗方法。

25. E 在考虑老年患者蛋白尿的原因时，通常不会考虑高血压肾小动脉硬化症。高血压肾小动脉硬化症是指长期高血压导致肾小动脉壁增厚和硬化，进而影响肾小球的滤过功能。这种病变通常不会导致明显的蛋白尿。

二、多选题

26. DE 排尿困难常见于前列腺增生和尿道狭窄。

27. ABDE 肾病综合征患者由于蛋白质丢失，导致血浆胶体渗透压降低，血液中的水分和脂质成分相对增多，血液黏滞度增高，增加了血栓形成的风险，选项 A 正确。大量蛋白质从尿中丢失，导致机体凝血、抗凝和纤溶系统失衡，凝血功能增强，抗凝功能减弱，纤溶功能受抑制，增加了血栓形成的风险，选项 B 正确。肾病综合征患者由于肾功能损害，血小板功能可能会出现亢进，增加了血栓形成的风险，选项 D 正确。肾病综合征患者常常需要应用利尿药和糖皮质激素来控制病情，但这些药物可能会加重高凝状态，增加了血栓形成的风险，选项 E 正确。免疫功能紊乱可能是肾病综合征的一个原因，但与血栓栓塞的发生关系不是直接的，选项 C 错误。

28. ABCDE 在狼疮性肾炎缓解期间，尿液中的红细胞和管型应为阴性。狼疮性肾炎缓解时，24 小时尿蛋白的排泄应小于 0.3g。缓解期间，血液中的补体和抗 ds-DNA 抗体应保持正常。缓解期间，没有肾外狼疮活动的证据，或者如果有肾外狼疮活动，其程度应很轻。如果抗 ds-DNA 抗

体水平升高，但没有其他狼疮活动的证据，也可以认为病情已经缓解。

29. ABC 肾静脉血栓形成可能与感染有关，尤其是细菌性感染。败血症是一种严重的感染，可导致全身炎症反应和多器官功能衰竭，增加死亡风险。肾静脉血栓形成后，如果未能有效解除血栓或存在致病原因，血栓栓塞可能会复发。多次的血栓栓塞事件会导致肾脏血液供应不足，进而导致肾功能恶化和肾衰竭。肾衰竭是一种严重的疾病，可导致多种并发症和死亡。

30. BC 血尿和尿蛋白（＋）的出现可能提示肾实质疾病。高血压本身可能是肾实质疾病的结果，而舒张压升高以及高血压的程度只是高血压的表现，不能直接说明是否有肾实质疾病。白大衣高血压指患者在医生诊所或医院测量血压时出现升高，但在其他环境下血压正常，常为心理因素引起，与肾实质疾病无关。

31. BE 远端肾小管性酸中毒可分为原发性和继发性。原发性者多为常染色体显性遗传，也有隐性遗传及特发病例。继发性远端肾小管性酸中毒可继发于肾盂肾炎、梗阻性肾病、特发性高钙尿症、肝豆状核变性、药物性或中毒性肾病、特发性高γ-球蛋白血症、干燥综合征、原发性胆汁性肝硬化、系统性红斑狼疮、纤维素性肺泡炎、甲状腺功能亢进、甲状旁腺功能亢进、维生素 D 中毒、肾髓质囊性病、珠蛋白生成障碍性贫血、碳酸酐酶缺乏症等。

32. ABCDE IgG4 相关疾病的肾脏受累最常见的表现形式是间质性肾炎，即 IgG4 相关性间质性肾炎。它表现为肾脏间质中存在大量的 IgG4 阳性浆细胞浸润，伴有淋巴细胞浸润，以及间质纤维化和肾小管损伤。在少数 IgG4 相关疾病患者中，肾脏受累可表现为肾病综合征，即蛋白尿、低蛋白血症和水肿等。肾脏受累也可能导致梗阻性肾病的发生，即由肾脏结构的梗阻而引起的肾功能损害。IgG4 相关疾病的肾脏受累也可表现为膜性肾病，即肾小球毛细血管壁上 IgG4 的沉积导致的肾小球病变。在少数 IgG4 相关疾病患者中，肾脏受累可能导致单侧肾盂扩张伴肾萎缩的改变，即肾脏结构的异常和功能减退。

33. ABCD 常染色体显性遗传性多囊肾病的临床表现包括腹部肿块、腰痛、高血压、血尿等。这些症状和体征可以提示多囊肾的存在。多囊肾是一种遗传性疾病，有家族聚集性。如果患者有家族中多个成员患有多囊肾的情况，那么可以怀疑患者也可能患有多囊肾。常用的影像学检查方法包括 B 超、CT 和 MRI。这些检查可以显示肾脏的多发囊肿，确认多囊肾的存在。通过分析多囊肾相关基因的突变情况，可以明确诊断多囊肾。常见的多囊肾相关基因包括 *PKD1* 和 *PKD2*。基因分析可以帮助确定遗传模式和进行家族遗传咨询。生活环境因素与多囊肾的发生没有直接关系，因此不是常染色体显性遗传性多囊肾病诊断的主要依据。

34. ABCE 肾胚胎迁移异常可导致异位肾、马蹄肾、融合肾及肾动脉发育异常。

35. BD 根据发作次数，可分为初发性（首次发作的）尿路感染和再发性尿路感染（6 个月内尿路感染发作≥2 次或 1 年内≥3 次）。后者又可分为复发和重新感染。

36. ABCD 慢性肾盂肾炎的病程通常较长，反复出现急性发作的症状是其典型特征之一，选项 A 正确。慢性肾盂肾炎的尿路刺激症状可能不如急性肾盂肾炎明显，但仍可能出现尿频、尿急等症状，选项 B 正确。慢性肾盂肾炎的患者可能出现低热，体温轻度升高，选项 C 正确。慢性肾盂肾炎导致肾功能受损，可能引起高血压，选项 D 正确。慢性肾盂肾炎会导致肾小管的结构和功能的损害，肾小管可能出现萎缩、坏死等改变，从而影响肾小管的正常功能，选项 E 错误。

37. BD　妊娠早中期急性肾损伤多见于感染性流产导致的败血症，也可见于严重的妊娠反应导致的剧烈呕吐脱水。

38. ABC　HELLP 综合征患者实验室检查可见到贫血、网织红细胞升高，外周血涂片可见破碎的红细胞，LDH 升高为溶血的敏感指标之一。

39. ABCD　挤压伤综合征是一种由于肌肉压迫导致肌纤维溶解，释放出肌红蛋白和其他细胞内组分进入血液循环，进而引发急性肾损伤（AKI）的病理过程。肌纤维溶解导致释放的肌红蛋白进入血液循环，会破坏肾小管上皮细胞，造成肾小管功能损害，导致钠重吸收减少和钾排泄减少，最终引发高钾血症。肌红蛋白溶解后进入尿液，导致尿液呈现红色，出现肌红蛋白尿。肌纤维溶解释放出的肌红蛋白会被肾脏滤过，进入肾小管，促使肾小管内酸化，导致代谢性酸中毒。肌纤维溶解释放出的肌红蛋白会与钙离子结合，形成肌红蛋白钙络合物，导致血液中游离钙离子减少，引发低钙血症。尽管挤压伤综合征可导致肾功能损伤，但严重贫血不是其典型表现之一。

40. BCDE　导致肌红蛋白尿性急性肾衰竭的原因包括突然剧烈运动、电击伤、毒鼠强中毒、中暑、挤压伤等。

41. ABCDE　感染、高血压、高脂血症、心力衰竭和贫血的病因或病情得到有效控制后，肾功能可部分恢复或恶化的速度得到控制，故将其归类为慢性肾脏病进展的可逆性因素。

42. ABCE　α－酮酸是一种能够改善肾脏微循环和肾小管功能的药物，可用于肾功能不全的治疗。高血压是慢性肾衰竭的常见原因之一，控制全身性高血压有助于减缓肾功能的恶化，合并高血压者可应用血管紧张素转化酶抑制剂或钙通道阻滞剂。在慢性肾衰竭患者中，限制蛋白质摄入可以减轻肾脏的负担，有助于延缓疾病的进展。增加肾小球内压力可能会加重肾脏的损伤，因此不适合用于肾功能不全的治疗。贫血是慢性肾衰竭常见的合并症之一，积极纠正贫血可以改善患者的生活质量和预防肾功能的恶化。

43. ABDE　急性暴发性肝功能衰竭是血浆置换的适应证之一。血浆置换可以清除体内的毒素和代谢产物，帮助恢复肝功能。重症吉兰－巴雷综合征是血浆置换的适应证之一。血浆置换可以清除体内的自身抗体和免疫复合物，减轻免疫反应，缓解症状。糖尿病肾病不是血浆置换的适应证。糖尿病肾病的治疗主要是控制血糖和血压，以及使用药物来保护肾功能。GBM抗体介导的急进性肾小球肾炎是血浆置换的适应证之一。血浆置换可以清除体内的抗体和免疫复合物，减轻免疫反应，改善肾功能。溶血尿毒症综合征是血浆置换的适应证之一。血浆置换可以清除体内的溶血因子和毒素，改善溶血尿毒症的症状和肾功能。

44. ABD　血液透析是终末期肾病的主要治疗方法之一。当肾脏功能严重受损，无法维持正常体液平衡和排出体内代谢产物时，血液透析可以起到替代肾脏的作用。在急性肾损伤的情况下，如果肾脏功能严重受损，可能需要进行血液透析来辅助排出体内的代谢产物和维持体液平衡。虽然血液透析可以帮助排出某些药物和毒物，但它并不是主要的治疗方法。在一些特殊情况下，如严重药物和毒物中毒，可能需要使用血液透析来加速清除有害物质。血液透析可以通过调节体液中的水分和电解质浓度，以及纠正酸碱平衡紊乱，来维持正常的生理状态。尽管感染可能导致全身性炎症反应和器官功能损害，但血液透析并不是主要的治疗方法。在严重感染的情况下，可能需要采用其他治疗措施，如抗生素治疗和升压药物。

45. ADE 非紧急腹透通常需要等待腹透管的愈合和固定，一般在腹透管置入后2周左右开始透析。非紧急腹透开始前并不需要每天保持腹透管通畅，而是需要等待腹透管的愈合和固定。紧急腹透通常需要在术后较短的时间内开始透析，可在术后立即开始。紧急腹透可以从500~800ml的腹透液灌入量开始，然后根据患者对腹内压的耐受程度逐渐递增灌入量。紧急腹透开始建议卧位透析，并指导患者在围手术期避免导致腹壁紧张的动作，如咳嗽、用力大便等，以防止腹内压增高引起并发症的发生。

46. ABCDE 急性排斥反应（AR）临床主要表现为尿量减少、体重增加、轻中度发热、血压上升，可伴移植肾肿胀，并有移植肾压痛，还可伴有乏力、腹部不适、胃纳减退等症状，近年来随着新型免疫抑制剂的大量运用，典型的排斥反应已不多见。发生急性排斥反应时患者血肌酐会明显上升，尿液中蛋白及红细胞也会明显增多，彩色多普勒常提示移植肾胀大、皮髓质交界不清、移植肾彩超阻力系数升高等，血常规有时可见中性粒细胞增多、贫血及血小板减少。

47. ABD 他克莫司常见不良反应有神经毒性（包括震颤、失眠、肢体感觉异常等）、肾毒性、糖尿病、恶心呕吐、腹泻、感染和肿瘤发生率增加等。

48. ABC 肾功能减退时应用抗生素，需要根据药物的肾脏排泄途径调整药物的使用剂量。根据药物的肾脏排泄途径，可以将抗生素分为肾脏排泄型和非肾脏排泄型。肾脏排泄型抗生素主要通过肾脏排泄，肾功能减退时需要调整剂量；非肾脏排泄型抗生素则主要通过非肾脏途径代谢和排泄，不需要调整剂量。根据题目给出的选项，多西环素、利福平和头孢哌酮都属于非肾脏排泄型抗生素，不需要调整剂量；而四环素类药物和呋喃类药物则属于肾脏排泄型抗生素，需要调整剂量。

三、共用题干单选题

49. E 对于慢性肾小球肾炎继发肾性高血压的患者，尽量将血压控制在正常范围内非常重要。根据最新的指南，对于患者24小时尿蛋白定量小于1g的情况，理想的血压控制目标是将血压控制在130/80mmHg以下。

50. D 对于慢性肾小球肾炎继发肾性高血压的患者，如果血肌酐水平在正常范围内（小于200μmol/L），首选的药物是血管紧张素转化酶抑制剂（ACEI）。

51. A 对于患者的血肌酐水平大于450μmol/L的情况，不应选用血管紧张素转化酶抑制剂（ACEI）。因为在肾功能受损的情况下，ACEI可能会进一步损害肾脏功能，增加肾脏负担。在这种情况下，应该选择其他药物来控制高血压，如钙通道阻滞剂、呋塞米、哌唑嗪或β受体阻滞剂。

52. C 免疫球蛋白和血清补体C3检测主要用于评估免疫系统的功能和活性，对于血管炎的诊断并没有直接的价值。

53. C ANCA相关性小血管炎常表现为新月体性肾炎，即肾小球内新月体形成。

54. C ANCA相关性小血管炎的治疗通常包括甲泼尼龙静脉冲击和环磷酰胺

（CTX）冲击，以及辅助的血液净化治疗，如血液透析或血浆置换。这些治疗措施可以控制炎症反应和减轻肾脏损伤。

55. B 患者有 1 年前血肌酐升高的体检记录，伴有高血压。最近 1 个月内，患者接受了左冠状动脉支架术，并出现血肌酐进一步升高，双足部分足趾出现颜色紫暗。这些临床特点与动脉粥样硬化性肾病相符。

56. E 肾脏活检可以明确诊断，显示动脉粥样硬化性肾病的典型病理改变，包括肾小动脉硬化和肾小球硬化。

57. E 患者出现肉眼血尿，尿量减少，提示可能存在肾损害。在这种情况下，进行尿嗜酸性粒细胞计数可以评估是否存在肾小管间质性肾炎等。

58. D 急性肾小管间质性肾炎是一种以肾小管和肾间质为主要受累部位的肾脏疾病。下肢蜂窝织炎可能是导致本例患者发生急性肾小管间质性肾炎的原因之一。使用氨苄西林治疗后出现肉眼血尿和少尿，提示肾脏受损。实验室检查结果显示血尿素氮和血肌酐升高，进一步支持急性肾衰竭的诊断。

59. A 患者出现肉眼血尿，尿量减少，可能与氨苄西林使用有关。因此，首先应停用氨苄西林以阻止进一步的肾损害。

60. B 患者在上呼吸道感染后出现肉眼血尿，持续 1 天后好转，无水肿，尿蛋白阴性，尿红细胞位相以变形红细胞为主。这些特点提示可能是肾小球肾炎引起的血尿。

61. B 薄基底膜肾病是一种以肾小球基底膜变薄为主要特征的肾小球疾病，具有家族遗传性。根据患者家族史调查情况，可以诊断为薄基底膜肾病。

62. B 根据患者的临床表现和 B 超检查结果，首先考虑的疾病是获得性肾囊肿。

获得性肾囊肿是一种后天形成的肾囊肿，通常是由肾脏疾病、感染、损伤等因素引起的。在这种情况下，患者长期进行血液透析，而血液透析会导致肾脏结构的改变，其中包括囊肿的形成。因此，获得性肾囊肿是最可能的诊断。

63. D 根据患者的病史，长期血液透析是囊肿形成的最主要原因，因此选项 D 正确。

64. D 囊肿恶变的危险因素是男性、透析时间长、高龄和囊肿直径大于 3cm。选项 D 高血压不是囊肿恶变的危险因素。

65. D 如果怀疑囊肿恶变，需要进一步进行的检查应该是增强 CT。增强 CT 可以提供更详细的肾脏结构信息，帮助鉴别囊肿的性质和是否发生恶变。

四、案例分析题

66. D 凡有弥漫性肾实质损害，包括原发性和继发性肾小球疾病、肾小管间质疾病、肾血管性疾病等，其病因、病变程度、治疗和预后等问题尚未解决或不明确者，均为肾穿刺活检术的适应证。

67. ABCDEF 肾穿刺活检术患者准备：①明确适应证后，向患者解释肾穿刺活检术的必要性及安全性，并简要说明操作过程，消除其顾虑，争取最佳配合。②向患者和（或）其亲人或监护人说明肾穿刺活检术可能引起的各并发症，交代相关注意事项。必须取得书面同意。③要求受检患者尽可能在术前 12~24 小时内排便。④术前有任何原因引起的剧烈性咳嗽、腹痛及腹泻者，应推迟肾穿刺活检术。⑤非急诊肾穿刺活检术的女性患者应尽量避开月经期。肾穿刺活检术术前准备：①详细询问病史，尤其是出血病史。②B 超测定双肾大小、皮质厚度、肾脏位置及活动度。③术前应将血压控制在 160/90mmHg 以下。④检查血常规、出凝血指标、血型，备血。

严重贫血（血红蛋白＜80g/L）或者出凝血时间延长者应于术前纠正。⑤术前1周停用抗血小板或者抗凝药物，必要时可改用肝素，但活检前应停用普通肝素至少6小时，停用低分子量肝素至少24小时。⑥训练患者俯卧、吸气末屏气和卧床排尿。

68. ABCDEF 肾穿刺术后在肾活检穿刺点加压3~5分钟。患者应平卧，严格腰部制动4~6小时，卧床24小时。嘱患者多饮水，保持尿流通畅。监测血压、脉搏，观察尿液颜色变化、腰腹部症状及体征。若出现心率增快、血压下降或严重腰腹部疼痛时，应检查血常规、穿刺侧肾脏床旁超声，观察是否有肾包膜下血肿。术后3周内禁止剧烈运动或者重体力劳动。

69. ABCF 该患者的临床表现和实验室检查结果提示可能存在肾脏疾病，为明确诊断需要行进一步的检查。双肾B超可以评估肾脏的形态和大小，了解是否存在肾脏结构的异常。肺CT可以评估是否存在肺部病变，如肺出血等。肾活检是最可靠的诊断方法，可以直接观察肾脏组织的病理改变，确定具体的病因和类型。尿白蛋白/肌酐比值是评估肾脏损伤的指标，可以反映肾小球滤过功能的损害程度。

70. E 根据患者的临床表现和实验室检查结果，特别是肾功能损害和尿检异常，最可能的临床诊断是急进性肾小球肾炎。急进性肾小球肾炎是一种进展迅速的肾小球疾病，常伴有肾功能损害和尿蛋白、尿红细胞增多。

71. C 肾活检是明确肾脏病变的最可靠方法。根据临床表现和实验室检查结果，急进性肾小球肾炎最可能的病理类型是Ⅲ型新月体肾炎。Ⅲ型新月体肾炎是指肾小球内新月体形成，并伴有肾小球毛细血管基底膜的破坏和增生。

72. BF 系统性红斑狼疮（SLE）患者的血清中可以出现ANCA（抗中性粒细胞胞浆抗体）阳性。ANCA相关性血管炎（AAV）和Good-Pasture病都可表现为肺出血-肾炎综合征。pANCA主要抗原是MPO，cANCA主要抗原是PR3。

73. DEF 患者的临床诊断为急进性肾小球肾炎，治疗原则包括免疫抑制治疗和对症支持治疗。环磷酰胺和甲泼尼龙是常用的免疫抑制药物，可用于控制炎症和减轻肾脏损伤。血液透析可在肾功能严重损害时辅助治疗，帮助维持体液平衡和排出废物。

74. ABEF 患者出现血尿和肾功能异常，与系统性红斑狼疮（SLE）等自身免疫性疾病相关的肾脏病变有关。ANA和抗dsDNA抗体阳性可能支持SLE的诊断。抗GBM抗体检查用于排除或确定抗肾小球基底膜肾炎的可能性。ANCA检查用于排除或确定ANCA相关性肾小球肾炎的可能性。ANCA阳性提示可能存在与ANCA相关的系统性坏疽性小血管炎等疾病相关的肾脏病变。大便常规检查可以排除肠道感染或炎症引起的肾脏病变。患者的临床表现，包括咽痛、少尿、肉眼血尿等与心脏直接相关性较小，因此心电图可能对当前诊断无明确帮助，不是首选检查。腹部X线检查对于评估肾脏病变的诊断价值较低，常规情况下无法提供详细的肾脏结构和病变信息。肾活检是明确诊断某些肾脏疾病的金标准，但在该患者的情况下，目前尚未有充分的证据表明需要进行肾活检。

75. CDF Ⅲ型急进性肾小球肾炎为ANCA相关性小血管炎肾损害，病理改变为寡免疫复合物肾炎，有新月体形成。ANCA（抗中性粒细胞胞浆抗体）阳性是Ⅲ型急进性肾小球肾炎的典型特征之一。肾脏免疫荧光检查显示寡免疫复合物沉积，可见于Ⅲ型急进性肾小球肾炎。肾脏病理检查显示新月体形成，是Ⅲ型急进性肾小球肾炎的特征之一。血 IgG 升高是一些肾小球疾病的常见表现，但不是Ⅲ型急进性肾小球肾炎的典型特征。血 β_2 – 微球蛋白升高常见于肾小球疾病，但不是Ⅲ型急进性肾小球肾炎的典型特征。尿比重 1.010 是正常尿液的比重范围，不具有特异性，不能作为Ⅲ型急进性肾小球肾炎的诊断依据。血 BUN/S_{cr} 比值升高是肾功能损害的指标，但不是Ⅲ型急进性肾小球肾炎的典型特征。

76. ABD 大剂量甲泼尼龙冲击治疗是急进性肾小球肾炎的常用治疗方法，可以抑制炎症反应、减轻肾小球的损伤。血浆置换是一种有效的治疗方法，可以清除体内的炎症因子和免疫复合物，减轻肾脏的损伤。利妥昔单抗是一种针对 B 细胞的单克隆抗体，可以减少炎症细胞的浸润，改善肾小球肾炎的病情。呋塞米是利尿剂，可以减轻肾脏的负担，但对于肾小球肾炎的治疗效果有限。依那普利是一种血管紧张素转换酶抑制剂，适用于高血压的治疗，但对急进性肾小球肾炎的治疗效果有限。广谱抗生素适用于细菌感染的治疗，但对于急进性肾小球肾炎的治疗无效。

77. ABCE 泌尿系统彩超和多普勒超声可以观察肾脏和尿路系统的结构和功能，检查是否存在肾脏肿瘤、肾积水等情况。肾静脉造影可以观察肾静脉是否存在血栓形成，评估血流动力学情况。螺旋 CT 血管成像（CTA）或磁共振血管造影（MRA）可以更详细地观察血管结构和血流情况，排除其他血管相关疾病。膀胱镜是用于检查膀胱和尿道内部的一种内窥镜检查方法，通常用于排除尿路结石、膀胱肿瘤等病变，与肾静脉血栓的诊断无关。腹部 X 线平片主要用于评估腹部器官的形态和位置，对于肾静脉血栓的诊断没有直接帮助。

78. B 患者有长期蛋白尿和水肿史，突发左侧腰腹疼痛伴恶心、呕吐和肉眼血尿，这些症状和体征与肾静脉血栓相符。

79. ADE 溶栓治疗可以帮助溶解血栓，恢复肾静脉通畅。抗凝治疗和抗血小板药物可以预防血栓的再形成和扩展。

80. ABCDF 根据患者的病史和临床表现，怀疑为上尿路感染，因此需要进行相关检查以明确诊断和指导治疗。血常规、尿常规、中段尿细菌培养、肾功能、泌尿系统彩超均为肾盂肾炎的重要检查，创伤小、临床指导意义大。膀胱镜检查为有创检查，对肾盂肾炎的诊断和治疗帮助不大，因此不作为首选。不建议在尿路感染急性期行静脉肾盂造影检查。

81. BCD 该患者考虑为慢性肾盂肾炎急性发作，抗感染为最重要的治疗措施，可辅以碱化尿液、多喝水、勤排尿等处理。但输白蛋白＋利尿对患者病情帮助不大；在没有心力衰竭的情况下，控制水的摄入不利于控制感染；止血药对尿路感染导致的血尿无意义。

82. ABCDE 膀胱冲洗后尿培养阳性提示上尿路感染。白细胞管型提示肾间质存在炎症性病变，在排除狼疮、慢性间质性肾炎等疾病后，应考虑肾盂肾炎诊断。尿 NAG 升高、尿渗透压下降、尿 β_2 – MG 升高均为肾小管间质损害的表现，若患者存在尿路感染伴肾小管间质损害，提示为肾盂肾炎。

83. ACDE 该患者以发热、腰痛为主要症状，尿培养可见大肠埃希菌，考虑为肾盂肾炎；因患者有尿路结石、糖尿病等易感因素，且症状反复发作，治疗后可缓解，此次为劳累后再发，因此考虑为慢性肾盂肾炎急性发作。其同时伴有尿频、尿急症状，故考虑伴有急性膀胱炎。糖尿病和尿路结石为既往伴发疾病。患者血压正常，感染性休克诊断不成立。患者以尿路感染为主，目前血尿、蛋白尿考虑与尿路感染有关，暂时没有慢性肾小球肾炎的证据。

84. A 根据患者的病史和临床表现，包括腹痛、腹水浑浊以及不规范腹透操作等，最可能的诊断是腹透相关性腹膜炎。腹透相关性腹膜炎是腹透患者常见的并发症之一，一般是由于腹透操作不规范或感染导管引起的。

85. C 透出液可见粪渣是腹透患者严重的并发症之一，可能是由消化道穿孔或肠梗阻等问题导致的。这种情况需要外科会诊来评估患者的病情，并决定是否需要进行手术治疗。

86. C 如果患者的透出液培养为阴性，说明腹膜炎程度比较轻，治疗效果良好。在此情况下，可以停用革兰阴性菌抗生素，并根据临床症状和相关指标来判断是否需要进一步治疗。

87. F 如果患者的抗感染效果不佳，可能需要考虑腹透拔管。选项A，在拔管后，患者可能仍需要静脉抗感染治疗，直到腹部症状缓解。选项B，腹透拔管后，如果患者肾功能受损，可能需要进行血液透析来支持肾功能。选项C，如果患者腹部情况改善且需要继续进行腹透治疗，可以考虑重新置入腹透管。选项D，如果在拔管过程中发现腹腔内有脓液积聚，应该留置引流管，以帮助排出感染物质。选项E，如果发现腹腔内有脓液积聚，应及时给予有效的抗菌药物治疗，以控制感染。选项F，针对该患者的抗感染效果不佳，根本的治疗方法是拔除腹透管以祛除感染灶，针对脓液给予适当引流，而不是升级抗菌药物治疗。

88. B 根据患者的病史、临床表现和

实验室检查结果，尿量减少、尿常规异常、血肌酐升高等提示急性肾小管损伤，最可能的诊断是急性肾小管坏死。

89. C 该患者最可能的诊断是急性肾小管坏死。在治疗方面，应该注重保护肾脏功能，避免进一步损害肾脏。因此，大量液体输入可能会加重肾脏负担，不适合目前状况。选项A，碱化尿液可以减少有机酸通过肾脏的排泄，有助于保护肾脏功能。选项B，葡萄糖酸钙可以纠正高血钾，但需谨慎使用。选项D，呋塞米可以增加尿液排泄，有助于排出体内的废物和毒素，但需注意剂量和监测电解质水平。选项E，降血钾树脂可以帮助排出体内多余的钾离子，但需注意监测血钾水平。选项F，贝那普利是血管紧张素转换酶抑制剂，可以降低血压和减少肾脏负担。

90. ABCEF 急性心肌炎的临床表现通常包括胸痛、心电图改变和心肌酶学标志物升高等，与患者的病情不相符合。因此，选项D是错误的。根据临床表现和检查结果，患者出现胸闷气促、不能平卧、颈静脉怒张、肺部湿啰音、奔马律和双下肢水肿等症状和体征，提示患者可能存在急性左心衰竭。因此，选项E是正确的。而急性肺水肿是急性左心衰竭的表现之一，因此，选项A是正确的。患者的血钾浓度为6.5mmol/L，超过正常范围（3.5～5.0mmol/L），且患者出现胸闷气促、不能平卧等症状，提示患者可能存在高钾血症，高钾血症可能是急性肾损伤和急性左心衰竭的结果之一。因此，选项B是正确的。根据患者的血尿素氮和血肌酐升高，以及尿量减少等症状和体征，考虑患者可能存在急性肾损伤。急性肾损伤可能是由急性胃肠炎、药物（如阿米卡星）或其他原因引起的。因此，选项C是正确的。根据患者的尿常规发现红细胞和白细胞增多，尿

量减少等症状和体征，考虑患者可能存在急性肾盂肾炎。急性肾盂肾炎可能是由继发感染或其他原因引起的。因此，选项 F 是正确的。

91. C 根据患者的临床表现，出现尿量减少、肾功能异常、高血钾和急性左心衰竭等症状和体征，说明患者的肾功能已经受到严重影响，需要立即采取血液透析来清除体内的废物和毒素，纠正高血钾和液体潴留。因此，选项 C 正确。选项 A、B，患者已经出现肾功能损害，应该谨慎使用利尿剂，以免进一步加重肾脏负担。选项 D，患者已经出现严重的肾功能损害和心功能不全，需要积极治疗，而不是仅仅观察病情变化。选项 E，虽然患者血压升高，但仅通过降压治疗无法解决其高钾血症、急性肾损伤和急性左心衰竭等问题，因此不是紧急处理措施。选项 F，肾穿刺活检一般不是急诊处理的首选，而且在患者已经出现严重的肾功能损害和心功能不全的情况下，肾穿刺活检可能会增加病情恶化的风险。

92. B 根据患者的临床表现和检查结果，该患者最可能诊断为心肾综合征。患者有反复胸闷、胸痛、夜间不能平卧等心脏症状，伴有肺部湿啰音和双下肢水肿。血肌酐和 BUN 升高，提示肾功能异常。这些临床表现符合心肾综合征的特点，即心脏疾病导致肾功能损害。

93. AF 该患者最可能诊断为心肾综合征，为了协助诊断，患者首要的检查是肾脏超声和心脏超声检查。肾脏超声检查可以评估肾脏结构和血流情况，心脏超声检查可以评估心脏功能和心脏病变。

94. D 该患者最可能的诊断为心肾综合征，且结合患者病情应为 I 型心肾综合征，心肾综合征的治疗重点是纠正心功能不全，以改善肾脏灌注和肾功能。利尿治

疗也是重要的一部分，但纠正心功能不全是首要的治疗策略。

95. D 根据患者的临床表现和实验室检查结果，水肿，少尿，贫血，高血压，尿蛋白和尿隐血阳性，血肌酐升高，这些表现与慢性肾衰竭相符。B 超显示肾脏大小正常，提示慢性肾病的可能性较大。

96. D 在慢性肾衰竭的失代偿期，肾小球滤过率会逐渐降低。正常人的肾小球滤过率在 90 ~ 120ml/min，而在慢性肾衰竭的失代偿期，肾小球滤过率降低至正常的 25% ~ 50%。

97. ACG 当慢性肾衰竭进展到尿毒症期，由于肾脏无法正常排出体内的废物和电解质，患者可能出现高钾血症、酸中毒和低钙血症等问题。

98. ABCDE 群体反应抗体可以用于判断是否存在免疫反应导致的排斥反应。环孢素血药浓度可以评估免疫抑制药物的血药浓度是否在适宜范围。24 小时尿蛋白定量可以评估患者的肾脏功能和尿蛋白的严重程度。移植肾活检病理检查可以提供移植肾的组织学信息，帮助明确诊断和指导治疗。眼底检查可以评估患者是否存在糖尿病性视网膜病变，进一步了解患者的糖尿病情况。移植肾磁共振尿路造影在这种情况下并不是首选的检查方法。

99. AB 患者已经接受肾移植手术 8 年，肾功能恢复正常，但近 1 年来血肌酐逐渐升高。移植肾穿刺病理结果显示肾小球硬化比例增加，肾小管萎缩和间质纤维化比例也增加。眼底检查结果显示视网膜动脉硬化病变。环孢素血药浓度较低。根据这些信息，可以推断患者血肌酐升高的原因是慢性环孢素肾病和高血压肾损害。慢性环孢素肾病是长期使用免疫抑制药物环孢素导致的肾脏损害，其特点包括肾小球硬化、肾小管萎缩和间质纤维化。高血

压肾损害是长期存在的高血压对肾脏造成的损害，可以导致肾小球硬化和肾小管萎缩。其他选项在该患者的情况下并不是主要原因或与血肌酐升高无关。

100. ABCDE 根据患者的病史和检查结果，可以推测患者的血肌酐升高可能与糖尿病和高血压相关。因此，首先需要加强糖尿病和高血压的治疗控制。高血压是导致肾脏损害的重要因素，需要积极控制血压，根据患者具体情况制定合适的降压治疗方案。考虑到患者已经有糖尿病6年，血糖控制不佳可能导致肾脏损害加重，因此可以考虑改用胰岛素来更好地控制血糖。考虑到患者已经长期使用环孢素，可能导致慢性环孢素肾病，因此可以考虑将环孢素改为西罗莫司，减少对肾脏的毒性。RAAS抑制药可以减轻高血压对肾脏的损害，包括ACE抑制剂和ARB等药物，可以考虑加入治疗方案。考虑到患者已经有肾功能损害，可以考虑减少环孢素的剂量，以减轻对肾脏的不良影响。加大环孢素剂量并不适合该患者的情况。

全真模拟试卷（三）答案解析

一、单选题

1. A　肾是成对的实质性器官，形似蚕豆，左右各一，肾可分为上、下端，内、外侧缘和前后面。内侧缘中部凹陷，是肾的血管、淋巴管、神经和肾盂出入的部位，称"肾门"。出入肾门的结构称"肾蒂"，肾蒂内主要结构的排列关系：由前向后依次为肾静脉、肾动脉和肾盂；从上到下依次为肾动脉、肾静脉和肾盂。肾门向肾内延伸为一个较大的空腔，称"肾窦"。

2. B　肾小管是肾脏中负责尿液形成的重要结构，分为近端小管、髓袢细段和远端小管。其中，肾小管重吸收是指从尿液中重新吸收水分和其他有用物质进入血液。近端小管是肾小管中最早部分，也是肾小管重吸收的主要部位，它位于肾单位的肾小球和管袢之间，具有很高的重吸收能力，在近端小管中通过吸收机制，大部分的水分、葡萄糖、氨基酸、钠离子、氧离子、磷酸盐等物质从尿液中被重吸收回血液循环。远端小管和髓袢降支细段在肾小管重吸收过程中也发挥作用，但相对于近端小管而言，它们的重吸收功能较弱。

3. C　肾动态显像是一种核医学检查方法，通过注射放射性示踪剂，观察示踪剂在肾脏中的分布和排泄情况，从而评估肾脏的功能状态。分肾功能是肾动态显像的主要应用之一。通过肾动态显像，可以定量测定每个肾脏的功能，包括血流灌注情况、肾小球滤过率和排泄功能等。这对于评估肾脏的健康状况、检测肾功能异常以及监测治疗效果都非常重要。肾动态显像可以提供一些关于肾肿瘤的信息，如肿瘤的血供情况，但不是其主要应用。肾动态显像主要用于评估肾脏的功能，对于泌尿系统梗阻性病变的检查并不是其主要应用。肾动态显像可以提供一些关于肾脏的基本情况的信息，如肾脏的形态和大小，但其主要应用是评估肾脏的功能。对于输尿管肿瘤的检查亦不是肾动态显像的主要应用。

4. A　肾穿刺活检术是一种获取肾脏组织样本进行病理学检查的方法。在该过程中，可能会导致少量的出血，在肾脏组织中形成积血。鼓励患者多饮水可以增加尿量，促进这些积血的排出，从而帮助清除积血。

5. A　急性肾小球肾炎治疗的目标是减轻炎症反应、控制病情进展和保护肾功能。在治疗急性肾小球肾炎时，首先应采取对症治疗措施，包括控制水盐平衡、控制高血压、控制蛋白尿和预防感染。

6. C　急进性肾小球肾炎是一种临床表现为急剧进行性肾衰竭的肾小球肾炎。其特点是肾小球滤过功能急剧下降，导致尿量减少或完全无尿。

7. C　抗病毒治疗是丙型肝炎病毒相关性肾炎的主要治疗方法。HCV – RNA 升高表示丙肝病毒在体内复制活跃，导致肾炎病情加重。干扰素是一种具有抗病毒和免疫调节作用的药物，可以抑制丙肝病毒的复制和繁殖，同时促进机体免疫反应，减轻肾脏的炎症和损伤。

8. A　微小病变型肾病是一种常见的肾病综合征，其特征是肾小球滤过膜的轻微损伤和肾小球内沉积的免疫复合物。这种肾病综合征通常对糖皮质激素治疗非常敏感，患者经糖皮质激素治疗往往能够迅速缓解症状和改善肾功能。

9. E 狼疮性肾炎的预后与临床表现、有无中枢神经系统及心脏累及、病理分类及程度等有关。既往认为 SLE 患者一旦出现肾脏受累后，主要死于尿毒症。

10. D 预防造影剂肾病的措施包括尽量应用最低剂量的造影剂、选择等渗性或低渗性造影剂、增加尿液排出和稀释造影剂的浓度。袢利尿药或甘露醇是促进尿液排出的药物，虽然可以增加尿液排出，但并没有直接预防造影剂肾病的作用。

11. D 急性肾小管间质性肾炎肾脏免疫荧光检查常呈阴性。但药物（如甲氧西林）诱发抗 TBM 抗体致病者，可在 TBM 上见到 IgG 及 C3 呈线样沉积。

12. B 多囊性肾发育不良为婴儿最常见的肾囊肿性疾病。双侧病变的婴儿常不能存活，存活者一般为单侧病变。

13. A 尿路感染可以分为上尿路感染和下尿路感染。上尿路感染涉及肾脏和肾盂，如肾盂肾炎；下尿路感染涉及膀胱和尿道，如膀胱炎和尿道炎。

14. A 产后急性肾损伤的治疗主要在于早期诊断，一旦诊断明确，尽早行血液透析，必要时进行血浆置换治疗。

15. B 肝肾综合征的发生与肝脏疾病引起的血流动力学改变有关。在急性或慢性重症肝病的情况下，肝脏功能受损，引起血流动力学改变，导致肾血流量减少，肾血管阻力增加，进而引发肾脏功能衰竭。其他选项的病因与肝肾综合征的发生没有直接关联。过度利尿可能导致脱水和电解质紊乱，但不是肝肾综合征的直接原因。细菌感染、大量腹腔积液和消化道出血可以是肝病的并发症，但不是肝肾综合征的主要病因。因此，肝肾综合征的病因可能

是各种急、慢性重症肝病导致的肝衰竭。

16. D 抽搐是尿毒症患者常见的严重并发症，可能是由电解质紊乱、酸中毒和神经系统异常引起的。在抽搐发作后，静脉注射葡萄糖酸钙可以迅速提高血钙水平，从而停止或减轻抽搐。

17. C 血浆置换常用的置换液为新鲜冰冻血浆，也可用 4% ~ 5% 白蛋白、晶体液及低分子右旋糖酐、凝胶和羟乙基淀粉等血浆替代用品，血浆替代用品总量不应超过总置换液量的 20%。

18. A 两性霉素 B 肾病主要表现为 ATN 或肾小管功能障碍，包括 RTA 肾性糖尿、肾性尿崩症等。个别情况下也出现慢性肾衰竭，主要见于长期反复用药者。

19. B 热缺血是指供体肾在取出后到移植前的时间，冷缺血是指供体肾冷藏保存的时间。尽量缩短这两个时间可以减少移植肾的损伤，有助于预防功能延迟恢复。为减少术后移植肾功能延迟恢复的发生，应减少边缘供肾的使用。如果受者在术前已经产生了对供者的抗体，可能会导致移植肾的排异反应。预先进行去敏治疗可以降低抗体水平，减少排异反应的发生。在供体肾保存过程中，采取适当的措施和技术，如冷藏和灌注液的使用，可以减少供体肾的损伤，提高移植肾的功能。受者在术前经过适当的治疗和管理，如控制血压、血糖和炎症反应等，可以提高移植肾的成功率和恢复功能的速度。

20. D 巴利单抗的推荐使用方法为每次 20mg，移植术前 2 小时和术后 4 天各 1 次。

21. C 凡有弥漫性肾实质损害，包括原发和继发性肾小球疾病、肾小管间质疾病、肾血管性疾病等，其病因、病变程度、治疗和预后等问题尚未解决或不明确者，均为肾穿刺活检术的适应证。该患者有糖

尿病病史,但尿中大量红细胞提示可能为糖尿病合并其他肾小球疾病,需行肾穿刺活检以明确诊断。

22. D 根据患者的症状和检查结果,可以初步怀疑为急性肾炎并发急性肾衰竭。在这种情况下,紧急处理措施应包括降低血压、减轻水肿、保护肾功能和控制感染。呋塞米是一种利尿剂,可以减轻水肿和降低血压,对于急性肾炎并发急性肾衰竭的患者是常用的紧急处理措施。

23. C 恶性小动脉性肾硬化是一种严重的肾小动脉病变,通常伴随高血压。眼底检查中的火焰状出血和棉絮状渗出是恶性高血压的典型表现,反映了眼底动脉和静脉的损害。

24. A 根据题目给出的信息,患者的体重为75kg,跨膜液体量为(2000 + 100)ml/h。超滤率(UFR)的计算公式:UFR = 跨膜液体量/(体重×时间)。将题目中给出的数值代入计算公式,即可得到超滤率。UFR = (2000 + 100)ml/(75kg × 1h) = 28ml/(kg · h)。

25. E 蛋白尿为诊断慢性肾炎的主要依据。肾衰竭可有多少不等的尿红细胞、尿白细胞、尿上皮细胞和颗粒管型,蜡样管型最有意义。根据患者的检查结果,可考虑诊断为慢性肾炎合并肾衰竭。

二、多选题

26. ABCDE 肾功能检查可以评估肾脏的滤过功能、排泄功能和浓缩稀释功能,以了解肾脏是否受损及损害的程度。通过肾功能检查,可以确定肾脏功能损害的具体部位,如肾小球、肾小管等。肾功能检查可以进行定期监测,以观察肾脏病病情的变化,包括疾病的进展或缓解。肾功能检查结果可以提供重要的信息,帮助医生制定适当的治疗方案,如药物选择、剂量调整等。肾功能检查结果可以用于评估肾

脏病的预后,包括疾病的进展速度、肾功能的恢复程度等。

27. DE IgA 肾病患者最常见临床表现为肉眼血尿,肉眼血尿发作后,尿红细胞可消失,也可转为镜下血尿;少数患者反复发作肉眼血尿。IgA 肾病患者可无水肿、高脂血症等表现。IgA 肾病患者严重的时候可表现为持续难以控制的高血压和蛋白尿。

28. ABC ANCA 相关性小血管炎包括 EGPA(嗜酸性粒细胞性多血管炎,又称 Churg – Strauss 综合征)、GPA(肉芽肿性多血管炎,又称 Wegener 肉芽肿)、MPA(微小血管炎)等。IgA 肾病和链球菌感染后肾小球肾炎与 ANCA 相关性小血管炎无直接关联,所以不属于 ANCA 相关性小血管炎的范畴。

29. AB 对于高危人群,如有静脉血栓形成的家族史、长时间卧床、手术后等情况,可以进行筛查以早期发现肾静脉血栓的存在。肾静脉血栓的诊断常依赖于影像学检查,如超声检查、CT 扫描、磁共振成像等,以观察肾静脉的血流情况和血栓是否存在。

30. ABDE 尿与血二氧化碳分压比值测定可以反映肾脏的酸碱调节功能。在远端肾小管性酸中毒患者中,尿液中二氧化碳分压降低,而血液中二氧化碳分压升高。硫酸钠试验及呋塞米试验用于评估肾小管对碱性药物的反应。远端肾小管性酸中毒患者在接受这些试验后会出现酸化尿液的异常反应。氯化铵负荷试验用于评估肾脏排出酸性物质的功能。在远端肾小管性酸中毒患者中,氯化铵负荷后尿液中酸性物质的排泄减少。中性磷酸盐试验用于评估肾脏对酸性物质的排泄能力。在远端肾小管性酸中毒患者中,中性磷酸盐试验结果异常,提示肾脏排酸功能受损。虽然碳酸

氢钠重吸收试验可以评估近端肾小管的酸碱调节功能，但对于确诊远端肾小管性酸中毒没有特异性。

31. ABC 肾间质中可见大量淋巴细胞、浆细胞和其他单个核细胞浸润。肾间质可出现席纹样纤维化，即纤维组织在间质中呈席纹状排列。可见肾小管上皮细胞的变性、坏死和脱落，伴有小管腔内炎性细胞浸润。

32. ABCD 与肾小管相关的常染色体隐性遗传性多囊肾病表现为多尿、遗尿、低钠和高氯性代谢性酸中毒。这是因为多囊肾病会导致肾小管功能异常，影响尿液的浓缩和稀释功能，从而导致多尿和遗尿。同时，由于肾小管的酸碱平衡调节功能受损，会出现高氯性代谢性酸中毒的表现。低钙是由于多囊肾病引起的肾功能损害，导致骨质疏松和低钙血症。

33. ABCDE Liddle 综合征的临床表现主要与高血压、低钾血症与代谢性碱中毒有关。主要表现为头痛、肌肉无力、软瘫、多尿、烦渴、抽搐、感觉异常、视网膜病变。

34. ABC 慢性尿路感染患者的临床症状相对较轻，主要为尿路局部症状（如膀胱刺激症状、膀胱区及腰背部不适感等），全身感染症状多不明显，少数患者可有反复低热。

35. ACDE 肾盂肾炎如果不及时治疗，感染可能向肾周围蔓延，形成肾周围脓肿。严重的肾盂肾炎可以导致肾盂积脓，即肾盂内积聚大量脓液。肾盂肾炎如果未得到及时有效的治疗，感染可能进一步扩散到全身，导致败血症，即全身性感染。肾盂肾炎严重时，可能会导致肾乳头坏死，即肾脏内部的乳头组织坏死。尿路感染本身是肾盂肾炎的病因之一，因此尿路感染不属于肾盂肾炎的并发症。

36. ABCDE 肾小球内皮细胞的增生是子痫前期肾脏病理的一个相对特异的表现，可以导致肾小球滤过膜的损伤和蛋白尿的发生。在一些子痫前期患者中，肾小球可能出现局灶节段性硬化的改变，这可能是由肾小球损伤和修复的过程所致。在子痫前期患者中，毛细血管袢（肾小球的结构单位）的血液供应受损，导致袢坏死。袢坏死是指毛细血管袢内的肾小球细胞因缺血而死亡，这在病理学上是子痫前期的重要特征之一。在严重的子痫前期患者中，可能出现大量蛋白尿，电镜下观察到肾小球足细胞足突的融合，这可能是肾小球滤过膜的损伤导致的。大多数子痫前期患者的肾脏病理改变在产后会恢复。而对于严重的子痫前期患者，肾脏病理改变可能会持续存在并进展为慢性肾脏疾病。

37. BCDE 慢性肾脏病患者的干预措施中，新的治疗探索包括内皮素受体拮抗剂、血管肽酶抑制剂、瘦素拮抗剂、糖胺聚糖治疗。

38. ABCE 根据患者贫血的具体原因，针对性地进行治疗。通过透析，可以清除体内的代谢产物和尿毒症毒素，改善贫血的病因。通过肾移植，可以恢复肾脏功能，促进红细胞生成素的分泌，从而改善贫血。肾活检是一种确诊慢性肾脏疾病的方法，但它不是纠正贫血的措施。对于贫血严重的慢性肾衰竭患者，可以通过输血或输红细胞悬液的方式，直接补充红细胞，改善贫血症状。

39. BDE 肾小管间质疾病导致的慢性肾衰竭会影响肾脏对红细胞生成的调节，导致贫血的发生。此外，还会影响肾脏对尿液浓缩的能力，导致夜尿增多的症状。代谢性酸中毒是由于肾小管功能受损，无法正常排出体内产生的酸性代谢产物，导致血液酸性度升高，进而引起代谢性酸中毒的一种酸碱平衡紊乱。

40. ABCD 纤维性骨炎是一种罕见的骨病，主要表现为骨骼中纤维组织的增生，导致骨骼畸形和功能障碍。此病与肾功能损害有关。肾功能损害可能导致钙磷代谢紊乱，进而引起骨硬化症、骨质疏松症。尿毒症骨软化症是尿毒症患者骨骼的一种特殊改变，主要表现为骨质疏松和骨软化。因此，也属于肾性骨营养不良症的一种。骨肉瘤与肾性骨营养不良症无直接关联，是一种恶性骨肿瘤。

41. ABCDE 在透析过程中发生的肌肉痉挛，主要由超滤过多、过快所致，少数与低血钠、低血钙有关。可发生在手、足或腓肠肌，呈痛性痉挛。

42. ABCD 选项 A，拍立位腹部 X 线片可以帮助判断是否存在腹透管引流不畅的情况。选项 B，保持肠道的通畅可以减少腹透液在腹腔内的滞留。选项 C，增加活动可以帮助促进腹透液的引流。选项 D，使用肝素盐水或尿激酶盐水封管可以帮助防止腹透管的堵塞。选项 E，注射器抽吸可能导致腹腔内组织如大网膜包裹腹透管，加重引流不畅。

43. ABCE 西罗莫司主要的不良反应有高脂血症、高胆固醇血症、蛋白尿、贫血及泌尿系统感染等。

44. ABCDE 移植肾功能恢复延迟通常是因为急性肾小管坏死（ATN），其他还包括加速性排斥或急性排斥反应、药物肾毒性、移植肾动静脉血栓、原发病复发、输尿管梗阻等。

45. ABC 药物性肾病可能引起血液系统的损害，表现为白细胞计数减少或增多、贫血和血小板计数减少等症状。这些症状可能是由于药物对造血系统的直接损害或免疫介导的反应所致。

46. AB 引起血栓性微血管病的药物

包括环孢素、丝裂霉素等。

47. AB 多种药物或者化学物质如可待因、海洛因、巴比妥、安非他明、汞制剂、乙醇、水杨酸类以及某些降脂药（他汀类多见）等，均可导致横纹肌裂解症，肌肉裂解所产生的肌红蛋白可以引起肾小管间质损伤和 AKI，肌肉裂解也可以引起高钾血症。

48. AB 氨基糖苷类抗生素肾病可以导致肾小管功能异常，表现为肾小管性蛋白尿、管型尿和肾浓缩功能障碍。此外，氨基糖苷类抗生素还可能引起急性肾损伤，导致肌酐清除率下降。

三、共用题干单选题

49. E 患者出现眼睑及双下肢水肿，尿蛋白明显增多，血浆清蛋白水平降低，血清肌酐（Scr）水平轻度升高。这些表现提示可能存在肾脏损害。为了进一步评估尿蛋白的严重程度和确定诊断，24 小时尿蛋白定量是首选的检查方法。

50. C 患者出现眼睑及双下肢水肿，尿蛋白明显增多，血浆清蛋白水平降低，这些表现符合肾病综合征的特征。肾病综合征是一种以尿蛋白增多、水肿和低蛋白血症为特征的疾病。

51. C 根据患者目前的病情表现，肾功能指标重度异常，血小板减少明显，首选的治疗方案应是透析治疗。透析治疗可以帮助清除体内的毒素和废物，维持水、电解质平衡，改善肾功能。

52. B 与 DIC 鉴别，最有特色的鉴别指标是凝血功能障碍。溶血性尿毒综合征和 DIC 都会导致血小板减少和凝血功能异常，但凝血功能障碍在 DIC 中更为明显，是其最有特色的鉴别指标。

53. D 患者有冠心病病史 15 年，血压升高，血肌酐升高，尿蛋白定量增加，呼吸急促，难以平卧等。这些表现提示可能存在肾脏的缺血性损害，即缺血性肾病。冠心病和高血压可导致肾脏供血不足，进而引发缺血性肾病。

54. D 肾动脉多普勒超声可以评估肾脏的血流情况，检测是否存在肾动脉狭窄或阻塞，帮助确定患者是否存在缺血性肾病。

55. A 肾动脉造影可以直接观察肾动脉的狭窄或阻塞情况，确诊缺血性肾病。

56. E IgA 肾病是一种以肾小球损害为主的肾脏疾病，主要表现为血尿、蛋白尿和肾功能损害。然而，在题干中，并没有提到血尿和蛋白尿，只有轻度的尿红细胞和微量的尿蛋白。而且，题干中还描述了血肌酐升高和血清免疫球蛋白 G 升高，这与 IgA 肾病的典型表现不符。因此，根据题干描述，排除了 IgA 肾病的可能性。

57. E 患者目前肾功能不全，不宜进行增强 CT 检查。

58. C 根据题干描述的病情，患者可能存在 IgG4 相关性疾病，因此进行 IgG 及 IgG4 免疫组化染色可以帮助明确诊断。

59. E 患者出现酱油色尿和乏力，需要进一步评估是否存在泌尿系统疾病。尿沉渣红细胞形态检查可以直接观察尿液中的红细胞形态，有助于判断出血的来源和性质。

60. E 根据题干描述，患者出现酱油色尿和乏力，无尿频、尿急、尿痛，无肾绞痛，无发热。这些症状和体征不符合膀胱癌的常见表现。

61. C 对于泌尿系统疾病的患者，肾 B 超检查是进一步评估肾脏结构和异常情况的常用方法。它可以帮助确定任何肾脏结构的异常，如肿瘤、结石或囊肿等。

62. B 患者患有 IgA 肾病，伴有严重的肾功能受损（血肌酐 1081μmol/L）、贫血（血红蛋白 68g/L）、高尿蛋白（24 小时尿蛋白定量 12g）和电解质紊乱（血钾 6.3mmol/L）。这些情况都是血液透析的适应指征，因此血液透析是最佳的治疗选择。

63. B 失衡综合征是一种由于透析过程中快速清除尿毒症毒素引起的中枢神经系统的反应。常见症状包括头痛、烦躁、恶心、呕吐以及严重情况下可能出现抽搐。

64. E 失衡综合征是一种在透析治疗中可能发生的严重并发症，其主要原因是血浆渗透压降低、继发性甲状旁腺功能亢进、颅内渗透性物质增加和透析中低血糖等因素引起电解质和液体平衡失调。脑脊液 pH 升高与失衡综合征无直接关联。

65. E 透析频率的增加可以使透析的清除效果更加平稳，减少对患者的影响，从而降低失衡综合征的发生风险。增加透析频率可以使透析过程更加充分，减少透析过程中的毒素清除过快所引起的中枢神经系统的反应。

四、案例分析题

66. D 患者上呼吸道感染后 3 日出现肉眼血尿，尿沉渣检查显示尿红细胞满视野，尿蛋白（＋＋）。这些表现提示可能存在肾脏损害。为了明确诊断和确定病因，进行肾病理活检是首选的检查方法。肾病理活检可以提供关于肾脏病变类型、病变程度和治疗方案的重要信息。

67. B 患者的临床表现和检查符合 IgA 肾病的特征。IgA 肾病是一种由 IgA 免疫复合物在肾小球沉积引起的肾脏疾病。常见的临床表现包括肉眼血尿、蛋白尿和上呼吸道感染史。

68. E 糖皮质激素治疗在 IgA 肾病的治疗中存在争议，目前没有足够的证据支持其常规使用。治疗方案应根据患者的具体情况和病情来确定。

69. C 根据患者的临床表现和实验室检查结果，急性肾炎和肾病综合征的可能性较大。为了明确病因和确定治疗方案，肾脏穿刺是必要的。肾脏穿刺可以提供肾小球滤过率、肾小管功能和肾小球病变等信息，有助于指导治疗和评估预后。

70. D 患者有关节痛、双下肢水肿、高血压、尿量减少和尿蛋白增多的症状和体征，与狼疮性肾炎的临床表现一致。同时，血清白蛋白降低、尿红细胞增多和肾功能损害也支持狼疮性肾炎的诊断。ANA（抗核抗体）检测阳性也提示狼疮的可能性。其他选项的诊断不符合患者的临床表现和实验室检查结果。慢性肾炎（选项 A）通常表现为慢性肾功能损害，而急性肾炎（选项 B）和急性间质性肾炎（选项 C）常伴有明显的尿路感染症状和血尿。类风湿关节炎相关性肾炎（选项 E）通常表现为肾小球炎症和少尿，而且患者没有类风湿关节炎的相关症状。IgA 肾病（选项 F）通常表现为血尿和蛋白尿，而患者的尿液中红细胞数量较少。因此，最可能的诊断是狼疮性肾炎。

71. B 根据患者的临床表现和肾脏穿刺结果，确诊为狼疮性肾炎Ⅳ型。狼疮性肾炎Ⅳ型是指弥漫性增生性肾小球肾炎，患者通常有明显的尿蛋白增多、尿红细胞和肾功能损害。狼疮性肾炎的主要治疗目标是控制炎症、减轻肾小球损伤和保护肾功能。甲泼尼龙是一种糖皮质激素，具有强力的抗炎作用，被广泛应用于狼疮性肾炎的治疗。甲泼尼龙 500mg 冲击可以迅速控制炎症反应。环磷酰胺（CTX）是一种免疫抑制剂，可以抑制免疫系统的过度活化，减轻肾小球损伤。甲泼尼龙 500mg 冲击 + CTX 的联合应用可以发挥双重作用，控制炎症反应和减轻肾小球损伤。

72. D 根据患者的临床表现和实验室检查结果，患者出现乏力、头晕，Hb 下降至 56g/L，24 小时尿蛋白定量 2.8g，ds -

DNA 阴性，ANA 阳性，ESR 增高。这些表现提示可能存在贫血和骨髓抑制。骨髓抑制是指骨髓造血功能受抑制，导致贫血、白细胞减少和血小板减少。骨髓抑制可以由多种原因引起，包括药物、感染、自身免疫性疾病等。为了明确诊断，需要进行骨髓穿刺。骨髓穿刺可以直接观察骨髓细胞的形态和数量，确定是否存在骨髓抑制。此外，还可以进行其他相关检查以排除其他可能的原因。其他选项的检查和诊断不符合患者的临床表现和实验室检查结果。Coomb 试验（选项 A）用于检测免疫性溶血性贫血，但患者的贫血可能与骨髓抑制有关。血清铁、铁蛋白、总铁结合力（选项 B）可以用于评估缺铁性贫血，但患者的贫血可能不仅仅是由缺铁所致。叶酸和维生素 B_{12}（选项 C）通常用于诊断和治疗巨幼细胞贫血，但患者的贫血可能与骨髓抑制有关。外周血涂片（选项 E）可以用于检测狼疮继发 TTP，但患者的贫血可能与骨髓抑制有关。抗链球菌溶血素 O 试验（选项 F）可用于评估链球菌感染相关的溶血性贫血，但患者的贫血可能与骨髓抑制有关。因此，最需要进行的检查是骨髓穿刺，并考虑可能的诊断是骨髓抑制。

73. D 根据患者的丙肝病史、肾病综合征表现以及实验室检查结果，最可能的诊断是丙肝相关性肾炎。丙肝病毒感染可以导致肾病综合征的发生，患者的实验室检查结果也支持这一诊断，包括尿蛋白升高、冷球蛋白和抗核抗体阳性，以及补体 C4 的降低。狼疮性肾炎常伴有其他系统的狼疮表现，如关节炎、皮疹等，且抗核抗体阳性结果对狼疮性肾炎的诊断有一定意义；过敏性紫癜肾炎与药物过敏有关，与丙肝病毒感染无关；乙肝相关性肾炎是由乙肝病毒感染引起的肾炎，与患者的丙肝病史不符；造影剂相关性肾炎通常与使用造影剂有关，与患者的丙肝病史和实验室检查结果不符；慢性酒精性肝病与患者的丙肝病史不符。

74. D 丙肝相关性肾炎是由丙型肝炎病毒（HCV）感染引起的肾炎，因此在肾穿刺活检的病理检查中，如果能够检测到肾组织中的丙型肝炎病毒抗原（HCVAg）阳性，可以提供确诊的依据。HCV－RNA的升高和 HCV－Ab 的阳性结果可以提示丙型肝炎病毒感染，但并不能直接证实与肾炎的相关性；HBsAg 的阳性结果提示乙型肝炎病毒感染，与丙肝无关；上皮下免疫复合物沉积和基膜钉突样改变是其他类型的肾炎的病理特征，与丙肝相关性肾炎的诊断不符；上皮下驼峰状电子致密物沉积是微小病变型肾炎的病理特征，与丙肝相关性肾炎的诊断不符。

75. AF 大剂量激素治疗在肾病综合征的治疗中常常使用，但该患者肾功能正常，因此目前暂时不考虑使用大剂量激素治疗。贺普丁是一种抗病毒药物，主要用于治疗丙型肝炎，而患者的丙肝病毒感染是一个已知的既往史，因此在当前治疗中也不需要考虑使用贺普丁。饮食治疗、干扰素、控制血压和利巴韦林在该患者的情况下是可以考虑的治疗选项，根据患者的具体情况和医生的判断来决定是否使用这些治疗方法。

76. C 根据患者的病史和临床表现，明显双下肢水肿、尿蛋白增多、尿红细胞增多、血清白蛋白下降、肾功能损害等，结合突发腰痛和双侧肾区叩击痛，提示可能存在肾静脉血栓。肾静脉血栓可导致肾淤血、肾功能受损和水肿等。

77. C 该患者病理诊断为膜性肾病，应避免选择 CT 血管造影，以防对比剂肾病的发生，从而加剧肾损伤。尿沉渣相差显微镜检查、超声多普勒、B 超、MRI 以及核素检查都可作为患者的进一步检查。尿沉渣相差显微镜检查可以进一步评估尿中的红细胞和其他细胞成分。超声多普勒可以评估肾脏血流情况，包括肾动脉和肾静脉的血流速度和血流阻力。MRI 可以提供更详细的关于肾脏结构和血管情况的信息。

78. ABCDE 肝素可以用于抗凝和预防血栓的进一步形成。监测 INR 是为了了解华法林等口服抗凝药物的抗凝效果，目标值一般为 2~3。环孢霉素 A 是一种免疫抑制剂，可以用于治疗肾脏疾病。然而，在存在肾静脉血栓的情况下，环孢霉素 A 可能会进一步增加血栓形成的风险，因此应停用或减量。ARB 可能会增加肾血流阻力，从而加重肾功能损害，因此应停用。溶栓治疗可以恢复肾脏的血液供应。因此，溶栓治疗也是当前应给予的治疗之一。患者尿量正常，无需利尿。

79. A 根据患者的病史和临床表现，怀疑患者可能存在急性肾损伤、尿毒症或肾结石等肾脏相关的问题。为了明确诊断，最适合的方法是进行肾穿刺，以获取肾脏组织样本进行病理学检查和细菌培养。尿液结核菌培养适用于怀疑患者可能存在尿路结核的情况，而不是本例中的急性肾损伤。静脉肾盂造影和肾动脉造影适用于评估肾脏的血供和排泄功能，但在本例中可能不是首选的诊断方法。腹部 B 超可以用于评估肾脏的形态和结构，但对于明确诊断可能不够敏感。血培养适用于怀疑患者可能存在血源性感染的情况，而不是本例中的肾脏问题。

80. D 患者的肾活检结果显示肾小管上皮细胞坏死、崩解脱落以及细胞核浓缩、碎裂，核溶解，肾小管基底膜裸露，间质出现充血、水肿以及炎症细胞浸润，符合急性肾小管坏死的特征。

81. D 根据患者的病情描述，尿量仍然较少，肌酐水平仍高，需要采取透析疗法来清除体内的废物和毒素，纠正尿毒症。

82. D 患者行冠脉 CTA 检查后，术后 2 天血肌酐升高，而尿蛋白和尿红细胞均为阴性，排除了肾小球肾炎和尿路感染的可能性。心功能不全和尿路梗阻也不太可能导致肌酐升高。而在行冠脉 CTA 检查时使用的碘对比剂，可能会引起急性肾损伤。患者术后出现腰部不适，血肌酐升高，与碘对比剂诱导的急性肾损伤的临床表现相符。

83. BCDE 急性肾损伤的病理表现主要包括肾小管上皮细胞的损害和肾间质的炎症反应。急性肾损伤时，肾小管上皮细胞受损，可出现凝固性坏死和崩解脱落；肾间质可能会出现水肿；肾小管上皮细胞受损，可能会出现颗粒和空泡变性；肾间质可能会出现淋巴细胞和单核细胞的浸润。肾小球系膜细胞增生是肾小球疾病的一种常见病理表现，但在急性肾损伤的情况下并不常见，急性肾损伤主要涉及肾小管和肾间质的损害。肾血管透明变性是一种病理改变，常见于高血压肾病等慢性肾脏疾病，与急性肾损伤的病理表现无关。

84. BDF 透析是一种治疗肾功能损害的方法，但在此情况下并不适用。充分水化可以帮助排出体内的造影剂，减少对肾脏的损害。抗氧化治疗可以减轻氧化应激对肾脏的损害，但在此情况下并不适用。利钠肽是一种利尿剂，可以增加尿液排出，帮助排出体内的造影剂。RAAS 抑制剂可以降低血压和减少肾脏损伤，但在此情况下并不适用。大剂量利尿剂可以增加尿液排出，帮助排出体内的造影剂。

85. A 在诊断过敏性紫癜时，尿常规检查是必不可少的，因为它可以评估肾脏是否受到损害。尿常规检查可以检测尿液中的蛋白质、红细胞、白细胞和管型等指标。对于过敏性紫癜患者，尿常规检查可以帮助排除肾脏损害或肾小球肾炎的可能性。如果尿常规检查发现蛋白尿、红细胞尿或其他异常，进一步的肾功能检查可能是必要的。

86. A 在过敏性紫癜的诊断和评估中，尿蛋白定量是非常重要的一项检查，尤其是对于患者的尿常规检查显示尿蛋白阳性的情况。尿蛋白定量可以帮助评估肾脏的受损程度，判断是否存在肾小球肾炎或肾脏损害。过敏性紫癜患者尿蛋白的增加可能与肾小球肾炎相关。

87. B 过敏性紫癜是一种免疫介导的血管炎症，其特征是皮肤和黏膜出现紫癜、皮疹及关节痛。在一般治疗 3 个月后，如果患者的症状仍然反复出现，并且尿蛋白定量明显增加，进行肾穿刺活检是必要的。肾穿刺活检可以提供关于肾脏病变的组织学信息，帮助确定过敏性紫癜是否导致肾小球肾炎或其他肾脏损害，对于制定进一步的治疗方案和评估预后非常重要。

88. EF 在出院宣教中，应该给予过敏性紫癜患者正确的饮食指导。但是，既不应该推荐高蛋白饮食，也不应该推荐低蛋白饮食。对于过敏性紫癜患者，饮食方面的建议应该是均衡饮食，包括蛋白质、碳水化合物和脂肪。蛋白质是身体所需的重要营养物质，但过高或过低的摄入都可能对患者的健康产生负面影响。

89. ABCD 根据患者的病史、临床表现和检查结果，最可能的诊断是慢性肾脏病 5 期，肺感染，心功能不全、心功能 IV 级和慢性肾小球肾炎。患者有长期的慢性肾小球肾炎病史，肾功能受损，尿量减少，贫血，血压升高，心功能不全等表现与这些诊断相关。

90. ABCDE 可能加重肾损害，促进慢性肾脏病进展的因素需要——排除，故需要与继发性肾脏疾病、血液系统疾病、急性肾脏病变、其他泌尿系统疾病以及感染或心功能不全导致的肾损害急性加重进行鉴别。

91. ABCF 心电图可以评估心脏功能和心律，帮助判断是否存在心脏病变。心脏彩超可以评估心脏的结构和功能，检查是否存在心脏病变或心功能不全。泌尿系彩超可以评估肾脏病变，检查肾脏的形态和功能，以确定慢性肾小球肾炎的病情。骨髓穿刺可以评估骨髓功能，以排除骨髓疾病的可能性。胸部 X 线和腹部 X 线在这种情况下可能不是首选的检查，因为患者的症状和体征与心脏和肾脏更相关。

92. ABCDEF 对于慢性肾小球肾炎患者，限制蛋白质摄入可以帮助减轻肾脏负担（选项 A）。患者肺 CT 显示双肺底感染，需要使用适当的抗生素进行抗感染治疗（选项 B）。患者血红蛋白水平较低，可能需要输血和口服铁剂等治疗来纠正贫血（选项 C）。患者的血压较高，需要使用降压药物来控制血压（选项 D）。患者有心功能不全的表现，可能需要使用相关药物来改善心脏功能（选项 E）。考虑到慢性肾小球肾炎导致的肾功能损害，如果病情加重，可能需要进行血液透析来替代肾功能（选项 F）。

93. ABCE 根据患者的临床表现和实验室检查结果，头晕、乏力、皮肤瘙痒、下腹部肌肉痉挛和双下肢骨痛，血压高，血红蛋白降低，尿蛋白阳性，肾功能不全。这些表现符合肾性骨病、继发性甲状旁腺功能亢进、慢性肾脏病 5 期和肾性高血压的特点。

94. ABCD 为了明确诊断，应进一步进行的检查是血钙、血磷水平、骨活检、全身骨 X 线片和全段甲状旁腺素。这些检查可以帮助确定肾性骨病和继发性甲状旁腺功能亢进是否存在和程度。

95. D 在患者的随访中，监测甲状旁腺激素和钙、磷水平的频率应为每 6 个月监测 1 次。这样可以及时评估治疗效果和调整治疗方案。

96. BC 由于患者已经存在高钙血症和骨质疏松，睡前服用骨化三醇和碳酸钙维生素 D 可能加重血钙的升高和骨骼代谢异常，因此不宜作为当前的治疗选择。

97. ABCDG 为明确诊断及病情，下一步可进行的检查包括血常规、尿常规、血生化、双肾 B 超、甲状旁腺激素和动脉血气分析。这些检查可以帮助评估肾功能、电解质紊乱、贫血情况以及甲状旁腺功能等，从而明确诊断和病情。腹部增强 CT 和肾盂静脉造影对于该患者明确诊断没有帮助。

98. ABC 根据患者的肌酐水平和实验室检查结果，下一步可考虑的替代治疗选项有血液透析、腹膜透析和肾移植。其他选项如血浆置换、中药治疗和血液灌流在这种情况下可能不太适用。

99. D 根据患者的临床表现和透析过程中的症状，诊断应考虑失衡综合征。失衡综合征是一种在透析开始时或透析过程中出现的症状，包括头痛、恶心和呕吐等。这是由于透析过程中血液和组织间的溶质浓度差异引起的。其他选项如透析器反应、尿毒症脑病、脑出血和透析相关低血压与患者的情况不符。

100. ABCDE 透析充分性主要评估的是透析对溶质和水分的清除效果，以及对患者的症状和并发症的改善作用。透析的目的是清除体内的毒素和废物，因此透析后患者应该没有尿毒症症状，并且自我感觉良好。透析过程中应尽量避免并发症的发生，如感染、低血压、心血管事件等，并且如果有并发症发生，程度应较轻。透析过程中应注意血压和容量的调节，以保持稳定的血压和容量状态。透析过程中应监测电解质和酸碱平衡的指标，以确保其基本维持在正常范围内。透析的目的之一是清除体内的溶质，因此溶质清除效果应较好，Kt/V 指标应达到目标值。残肾功能好与透析充分性的评估关系不大，因此不应作为透析充分性的评估标准。

全真模拟试卷（四）答案解析

一、单选题

1. E 致密斑是肾小球的一部分，它位于肾小球血管袢的末端，具体位置在入球小动脉和出球小动脉之间。致密斑由特殊的细胞组成，具有调节肾小球滤过率的功能。

2. E 肾小球是肾脏的一个重要结构，其中的毛细血管起到滤过血液的作用。肾小球毛细血管的滤过屏障由三个部分组成：上皮细胞足突裂隙、肾小球基底膜和内皮细胞孔。上皮细胞足突裂隙是指肾小球毛细血管上皮细胞之间的间隙，通过这些间隙，血液中的小分子物质可以通过滤过屏障进入肾小球囊内形成初尿。肾小球基底膜位于上皮细胞足突裂隙和内皮细胞孔之间，是由胶原纤维和蛋白多糖组成的网状结构。肾小球基底膜具有负电荷，可以阻止带有负电荷的大分子物质（如蛋白质）通过滤过屏障。内皮细胞孔是指肾小球毛细血管内皮细胞上的微小孔隙，通过这些孔隙，血液中的小分子物质可以通过滤过屏障进入肾小球囊内形成初尿。

3. D 对于原因不明的慢性膀胱炎，需要进行一系列的检查来进行确诊。在这种情况下，最适合的检查是膀胱镜检和静脉肾盂造影。膀胱镜检是通过将膀胱镜插入尿道，直接观察膀胱内部的情况。这可以帮助医生检查膀胱壁的病变、炎症和其他异常情况，对于慢性膀胱炎的确诊非常重要。静脉肾盂造影（RPGN）是一种影像学检查方法，通过注射造影剂进入静脉，观察肾盂和输尿管的情况。这可以帮助医生评估肾脏的结构和功能，检查是否存在肾盂和输尿管的异常情况。

4. B 急进性肾小球肾炎（RPGN）是一种进展迅速的肾小球疾病，其主要特点是肾功能在短期内迅速恶化发展至尿毒症。多数患者在起病前有上呼吸道感染的前驱症状，起病急，病情发展较快。少数患者可能起病隐匿，以原因不明的发热、关节痛为前驱表现。Ⅰ型和Ⅱ型RPGN患者常较年轻，Ⅲ型多见于中老年。因此，选项B不是急进性肾小球肾炎的典型临床特点。

5. A 对于新月体性肾小球肾炎，强化血浆置换治疗主要适用于Ⅰ型和肾功能恶化急需透析治疗的Ⅲ型患者。伴有威胁生命的肺出血的患者，血浆置换是首选治疗。

6. B 苯丁酸氮芥是一种化疗药物，可能会对造血系统产生一定的抑制作用，导致白细胞减少。在治疗过程中可能会对肝脏产生一定的毒性作用，导致肝功能损害。此外，还可能会引起一些消化道不良反应，如恶心、呕吐、腹泻等消化道症状。由于苯丁酸氮芥是通过静脉注射给药的，因此可能会引起静脉炎的发生。苯丁酸氮芥主要用于治疗肾病综合征，与膀胱炎无直接关联。因此，肾病综合征使用苯丁酸氮芥治疗时，不需要特别观察出血性膀胱炎。

7. B 丙肝病毒相关性肾炎中，如果患者肾功能正常，但尿蛋白量明显增加（如24小时尿蛋白1g），可以考虑采用血管紧张素转换酶抑制剂（ACEI）的治疗方案。ACEI通过抑制血管紧张素转换酶的活性，减少血管紧张素Ⅱ的产生，从而扩张血管，降低血压，减轻肾小球内的压力，并能减少尿蛋白的排泄。

8. D 过敏性紫癜肾炎的免疫病理特点是以 IgA 为主沿肾小球毛细血管壁和系膜区呈颗粒样沉积或团块状沉积。这是其典型的病理特征，也是诊断过敏性紫癜肾炎的重要依据。过敏性紫癜肾炎是一种免疫复合物性肾小球肾炎，其免疫病理特点是肾小球内沉积了大量的 IgA 免疫球蛋白。此外，还可见到少量的 C3 和 IgM 的颗粒样沉积，但与 IgA 相比较少。在过敏性紫癜肾炎的病理切片中，肾小球毛细血管壁和系膜区的沉积物呈现为颗粒样沉积或团块状沉积。

9. B 急性肾静脉血栓形成会引起肾脏的血流受阻，导致腰痛。血尿是由于血栓形成导致肾脏充血和水肿，从而引起肾单位的破裂，导致血液进入尿液中。肾静脉血栓形成可导致肾脏的灌注减少，从而导致肾功能不全。

10. A 多数急性肾小管间质性肾炎患者肾组织无特异性免疫染色阳性。IgG4 相关肾病和系统性红斑狼疮患者，肾小管基底膜以及肾间质可见 IgG、κ 和 λ 轻链、C3 和 Clq 颗粒状沉积。

11. C 新生儿期常染色体隐性遗传性多囊肾病治疗重点在于纠正患儿呼吸衰竭，近年来机械通气和支持治疗的应用大大提高了患儿的存活率。

12. A 急性肾盂肾炎是肾盂和肾实质的感染和炎症，如果炎症严重，可能导致肾乳突（肾单位的结构单位）坏死。肾乳突坏死会导致肾功能的急性损害，从而引起急性肾衰竭。

13. D 妊娠状态下高水平雌激素和黄体酮可使输尿管平滑肌松弛，蠕动减弱。卵巢悬韧带中的卵巢静脉扩张，压迫骨盆入口处的输尿管。妊娠期扩大的子宫可导

致输尿管机械性压迫和梗阻，妊娠期由于子宫右旋，导致右侧肾盂积水多于左侧。集合管系统扩张从孕早期开始，孕 28 周到高峰，可以持续至产后 12 周。

14. D 急性肾损伤导致肾脏功能受损，无法有效排出体内的废物和液体，这可能导致液体潴留和心力衰竭的发生。透析治疗可以通过人工方式清除体内的废物和液体，减轻肾脏负担，同时也能够帮助纠正液体潴留和电解质紊乱，从而改善心力衰竭的症状和体征。因此，选项 D 是最有效的治疗措施。选项 A、B、C、E 在急性肾损伤并发心力衰竭的治疗中可能有一定的作用，但透析治疗是最直接和有效的治疗方法。

15. E 慢性肾衰竭根据疾病的进展程度和肾功能的减退程度可有不同的分期。根据一般的分类系统，慢性肾衰竭的分期包括代偿期、失代偿期、肾衰竭期和尿毒症期。

16. B 在尿毒症患者中，肾脏功能受损，无法正常排出体内的代谢产物和毒素，导致一系列的炎症反应和免疫功能异常。其中，贫血是尿毒症患者常见的表现。

17. C 血液滤过是一种治疗方法，通过滤过器将血液中的废物和过多的液体排出体外。然而，血液滤过可能导致某些微量元素（如钙、镁、铁等）的丢失，如果这些元素丢失过多或不平衡，就可能引发微量元素慢性中毒。

18. E 腹膜透析是通过将腹腔内的腹透液与透析液进行交换，来清除体内的废物和多余液体。为了增加超滤量，可以使用腹膜透析机进行操作。腹膜透析机可以通过调节透析液的流速和压力，以及适当的换液次数，来增加超滤量。选项 A、B、C、D 并不能直接增加腹膜透析的超滤量。

19. D 肾移植是目前能够基本完全替

代肾脏功能的肾脏替代治疗方法。通过将健康的肾脏移植到患者身体内，可以实现肾脏功能的恢复，使患者不再需要进行透析治疗。普通血液透析、腹膜透析、连续性肾脏替代治疗和夜间透析虽然也可以提供一定的肾脏替代功能，但并不能完全替代肾脏功能，患者仍然需要定期进行透析治疗以维持生命。

20. D β-内酰胺类抗生素肾病是一种与使用β-内酰胺类抗生素（如青霉素、头孢菌素等）相关的肾损害。这种肾病通常表现为肾小管损伤和细胞内钙离子沉积，导致肾小管功能障碍和蛋白尿。在尿液检查中，β-内酰胺类抗生素肾病的蛋白尿常表现为轻至中度的肾小管源性蛋白尿。肾小管源性蛋白尿是由于肾小管损伤导致蛋白质从肾小管漏出到尿液中。

21. D 急进性肾小球肾炎是一种进展迅速的肾小球疾病，其特点是急性起病，短时间内出现明显的肾功能损害和尿量减少。患者常出现水肿、血尿、尿蛋白增多等症状。肾活检结果显示肾小球球囊中新月体形成，是急进性肾小球肾炎的典型特征。

22. E 早期硬化性 IgA 肾小球肾炎是一种常见的肾小球疾病，其特征是局灶性增生和纤维素样坏死。患者目前没有明显的临床症状，血压正常。尿蛋白定量较高，但并没有明显的颜面部及双下肢水肿。血管紧张素转换酶抑制剂（ACEI）和血管紧张素受体拮抗剂（ARB）类药物被广泛用于治疗肾小球疾病，特别是蛋白尿。它们有助于降低血压和减少肾小球的压力，并减少尿蛋白的排泄。在早期硬化性 IgA 肾小球肾炎中，ACEI 或 ARB 类药物已被证明可以减缓疾病的进展。

23. C 患者患有慢性肾炎和肾衰竭，尿素氮（BUN）和血清肌酐（Sc_r）的值均升高。在这种情况下，需要限制蛋白质的摄入，以减轻肾脏的负担。

24. B 患者在感冒发热后自行服用多种抗生素和退热药物，这些药物可能对肾脏造成损害。一些药物，特别是非甾体抗炎药（NSAIDs）和某些抗生素，如氨基糖苷类药物，具有肾脏毒性作用，可以导致急性肾损伤。

25. B 药物过敏性间质性肾炎是一种由药物引起的肾脏损害，表现为全身变态反应和肾脏炎症。头孢拉啶是一种广谱抗生素，可能引起过敏反应，包括皮疹、瘙痒和低热。尿常规中的白细胞阳性、蛋白尿和尿糖阳性可能是由于药物引起的肾小管功能障碍。

二、多选题

26. AB 肾血流灌注显像可获得双肾血流灌注的曲线和有关参数；肾功能显像可以观察显像剂在肾实质浓集和排至肾盏、肾盂、输尿管、膀胱的动态过程，并能获得显像剂通过肾脏的时间-放射性活度曲线，即肾图曲线，以及有关肾功能的定量参数。

27. BC 确定是否为肾病综合征：①24小时尿蛋白定量≥3.5g；②血浆清蛋白≤30g/L；③水肿；④高脂血症。其中前两项为必备条件。

28. ABCD IgA 肾病是一种免疫相关性肾小球疾病，其特征是肾小球内沉积了大量的 IgA 免疫复合物。在发病前，患者常常有消化道、肺部、上呼吸道和泌尿道感染的病史。

29. BDE 溶血性尿毒综合征（HUS）的三联征包括溶血性贫血、血小板减少和急性肾衰竭。这三个症状是 HUS 的典型表现。发热和精神异常不是 HUS 的典型表现，虽然在某些情况下可能出现，但不属于 HUS 的三联征。

30. ACD 肾动脉血栓与栓塞主要是由各种原因引起的血管壁病变（创伤、动脉炎、动脉粥样硬化等）或血液高凝状态所致。

31. ABE 近端肾小管性酸中毒与尿毒症性代谢性酸中毒的鉴别要点：①原发肾脏疾病病史；②原发肾脏疾病的临床表现；③除了酸中毒外，常伴有其他代谢终产物潴留，导致氮质血症、高磷血症、阴离子间隙水平升高等；④尿 pH 通常 < 6.0；⑤血钾水平正常或升高更常见；⑥肾小球滤过率严重下降。

32. ABCDE 药物因素已成为急性间质性肾炎的首要病因，其中抗生素、质子泵抑制剂和非甾体抗炎药是临床中导致急性间质性肾炎最常见的原因。

33. BCDE 获得性肾囊肿主要见于肾衰竭长期透析者，透析时间 10 年以上者约 90% 并发肾囊肿，无家族史，通常无临床症状。需警惕获得性肾囊肿并发恶性肿瘤。

34. ACE 薄基底膜肾病的主要临床表现是血尿，但也有部分患者可能出现轻度蛋白尿或血压升高。大多数薄基底膜肾病患者的预后良好，只有少数患者会进展到慢性肾衰竭或终末期肾脏病（ESKD）。据研究，薄基底膜肾病患者发展为慢性肾衰竭的风险小于 5%。因此，选项 B、D 错误。

35. ABCE 对于有反复尿路感染的孕妇，可以使用呋喃妥因进行长程低剂量抑菌治疗，以预防和控制尿路感染的发生，选项 A 正确。阿莫西林、呋喃妥因或头孢菌素等在妊娠期被广泛应用，并被认为是相对安全的选择，选项 B 正确。在选择抗菌药物时，应尽量选择毒性小的药物，以减少对胎儿的不良影响，选项 C 正确。喹诺酮类药物在妊娠期应避免使用，因为它们可能对胎儿的关节和骨骼发育产生不良

影响，选项 D 错误。一般来说，急性膀胱炎的治疗持续 3 ~ 7 天，具体的治疗时间需要根据患者的情况和临床判断来确定，选项 E 正确。

36. AD 大量饮水是预防结石形成的重要措施之一，它可以减低尿液中的溶质浓度，减少结石的形成风险。控制动物蛋白摄入也是预防结石的关键因素之一，因为动物蛋白会增加尿液中的尿酸和草酸盐的浓度，增加结石的形成风险。其他选项如喝柠檬水、低钙饮食和加用钙制剂在预防泌尿系结石方面并没有明确的证据支持，甚至在有些情况下可能会增加结石形成的风险。

37. ABCDE 先兆子痫的治疗原则为降压、解痉、镇静、扩容或利尿，必要时抗凝，适时终止妊娠避免子痫及严重并发症的发生。

38. ABCDE 肌红蛋白通过肾脏滤过后，沉积在肾小管中，导致肾小管损伤和急性肾衰竭。肾衰竭可能导致液体潴留和心力衰竭的发生。肌红蛋白所致的急性肾损伤可能会引起全身炎症反应和炎症介质释放，导致多器官功能障碍综合征（MODS）的发生。肌红蛋白沉积在肾小管中可能导致肾小管坏死和肾小管内血液凝固，进而引起严重的凝血功能障碍。肌红蛋白所致的急性肾损伤可能导致肾小管损伤和肾功能不全，进而影响尿液的排泄和代谢产物的清除，从而对肝脏功能造成影响。急性肾损伤可能导致免疫功能的抑制，使患者易感染细菌、真菌等病原体。

39. ABC 慢性肾衰竭可影响多个器官和系统，如心血管系统、神经系统、骨骼系统、血液系统等。肾脏是维持体内水、电解质和酸碱平衡的重要器官，慢性肾衰竭时肾脏无法有效调节这些平衡，导致液体潴留、电解质紊乱和酸碱平衡失调等。

慢性肾衰竭时，肾脏无法有效排出体内代谢产物，如尿素氮、肌酐、尿酸等，导致它们在体内蓄积，产生尿毒症症状，如乏力、食欲不振、恶心呕吐等。

40. AB 微炎症是一种低度的、慢性的炎症状态，通常与慢性疾病（如肥胖、糖尿病、心血管疾病等）有关。在微炎症状态下，机体会产生一些炎症蛋白，如C反应蛋白、降钙素原、白细胞介素－6等，这些炎症蛋白的浓度会升高。此外，微炎症还会导致炎症细胞因子的升高，如肿瘤坏死因子－α、白介素－1β等。这些炎症细胞因子的升高与炎症反应的激活和维持有关。

41. ABCDE 我国慢性肾脏病患者常见的心脑血管疾病包括脑卒中、心力衰竭、冠状动脉疾病、左心室肥厚和心房纤颤。

42. BCDE 慢性肾脏病相关骨矿物质紊乱（CKD－MBD）的管理目标包括减少病痛、提高生活质量；减少骨折；减少心血管疾病并发症；降低死亡率。

43. ABCDE 失衡综合征指透析过程中或透析结束后不久，出现以神经系统表现为主的症状，如烦躁、头痛、呕吐、血压升高，严重时出现嗜睡、癫痫样大发作、昏迷，甚至死亡，无神经系统定位体征。首次透析采用低血流量、短时间，增加透析频次，可明显减少透析失衡的发生。对于严重水肿、酸中毒、血尿素氮过高者不选用膜面积大或高效透析器。对于轻症者可静脉推注高渗葡萄糖或高渗盐水，严重者应停止透析，静脉滴注20%甘露醇。癫痫样发作时可以静脉注射地西泮，或使用苯巴比妥类药物。

44. ABCDE 血浆置换可能引发变态反应，包括过敏反应和过敏性休克等。血浆置换过程中，如果大量的血浆被移除，可能导致血容量减少，从而引发低血压。

在血浆置换过程中，如果血细胞受到破坏或破裂，可能导致溶血现象。血浆置换可能增加感染的风险，尤其是与使用血浆置换设备或操作不洁净有关。血浆置换可能导致凝血因子和血小板的流失，从而引发出血倾向。

45. ACDE 移植肾功能恢复延迟主要表现为肾移植术后少尿或无尿，或早期尿量较多，之后尿量突然减少，血肌酐不降反升，呈U形变化，经血液净化治疗后尿量逐渐恢复，血肌酐进行性下降至稳定水平。可伴低血压或高血压、水肿、胸闷等容量过多症状。彩超检查可见移植肾肿胀，肾皮、髓质界面模糊，髓质锥体明显低回声和阻力指数增高等。

46. AD 药物性肾病的影像学检查可以提供有关肾损害的信息。如果可见血尿，可能提示存在急性肾小管间质性肾炎（ATIN）或肾小球肾炎（GN）。ATIN和GN是药物引起的肾损害中常见的病理类型，它们可能导致肾小管和肾小球的炎症和损伤，进而引起血尿的出现。影像学检查可以明确肾的大小以及是否存在梗阻，这可以通过检查肾脏的结构和功能来确定。但是，影像学检查通常不能明确肾损害的病理类型和特点，这通常需要进行肾活检来确定。影像学检查也不能明确是否存在肿瘤，这需要通过其他检查方法来进一步评估。

47. AD 药物所致的肾血管性病变主要有系统性血管炎和血栓性微血管病等。

48. ABD 氨基糖苷类抗生素肾病是由于使用氨基糖苷类抗生素引起的肾脏损伤。其主要表现为肾小管功能异常，包括肾小管性蛋白尿和管型尿的出现。此外，氨基糖苷类抗生素还可以导致肾浓缩功能障碍，影响尿液的浓缩和稀释能力。

三、共用题干单选题

49. E 患者有血尿和蛋白尿，持续 3 个月，24 小时尿蛋白定量 1.5g，尿红细胞为 10～20 个/HP。这些表现与 IgA 肾病的典型病理特征相符。此外，患者有咽炎发作的既往史，这与 IgA 肾病的典型病因相关。IgA 肾病是一种免疫相关性肾小球疾病，其特征是肾小球内存在大量的 IgA 免疫复合物。咽炎发作可能导致 IgA 免疫复合物在肾小球沉积，引发肾脏病变。

50. C IgA 肾病临床表现多种多样，可呈各种肾小球疾病的临床综合征表现。最常见的为发作性肉眼血尿和无症状性血尿和（或）蛋白尿。

51. E 随访时蛋白尿的持续存在或增加可能意味着疾病进展或复发。因此，随访时蛋白尿水平的监测对于评估 IgA 肾病的预后和疾病管理非常重要。

52. A 溶血性尿毒综合征的常见并发症中，神经系统受累较为常见。神经系统受累可导致头痛、嗜睡、易激惹、肌震颤、惊厥，甚至昏迷等神经精神症状，并产生智力减退、行为异常、癫痫发作、肢体瘫痪等后遗症。

53. C 溶血性尿毒综合征的心肺系统受累较为常见。心肺系统受累可导致咯血、胸闷、气急等症状。

54. A 肾活检可以通过观察小动脉的病理改变来明确诊断。小叶间动脉内膜增厚和管腔狭窄是良性小动脉性肾硬化的典型病理特征。

55. C 尿酸性肾病是由于尿酸盐沉积在肾脏组织中引起的肾脏疾病。尿中发现尿酸结晶是尿酸性肾病的特征之一。

56. C 根据患者的临床表现和实验室检查结果，出现双下肢紫斑，尿少，尿蛋白增高，尿红细胞和嗜酸性粒细胞增多，血红蛋白降低，血清白蛋白降低，血肌酐

升高，B 超提示双肾体积增大。这些表现与急性过敏性间质性肾炎相符。

57. E 要确诊急性过敏性间质性肾炎，需要进行肾活检。肾活检可以直接观察肾脏组织的病理改变，以确定诊断。

58. E 急性过敏性间质性肾炎的治疗原则为停服可能引起过敏反应的药物，如青霉素，以及进行透析治疗来纠正肾功能损害。

59. C 患者主要症状为尿频、尿急、尿痛伴腰痛、发热、畏寒，提示泌尿系统感染。尿蛋白阳性和尿沉渣镜检白细胞和红细胞增多支持泌尿系统感染的诊断。急性肾盂肾炎是一种上尿路感染，常伴有腰痛和发热等全身症状，与患者的症状和检查结果相符。

60. E 对于急性肾盂肾炎，常规的处理包括留尿送细菌学及尿常规检查，并立即给予对革兰阴性杆菌有效的抗生素治疗。细菌培养及药物敏感试验结果需要时间，但根据临床症状和尿液检查结果，可以首先给予对革兰阴性杆菌有效的抗生素治疗，以控制感染。

61. A 在慢性肾病患者中，高磷血症是常见的问题，需要控制血磷水平。使用含钙的磷结合剂可以帮助降低血磷水平，同时还可以补充钙。这对于慢性肾炎患者来说是一个合理的治疗选择。

62. C 在慢性肾炎患者中，肾脏功能受损，无法有效排泄磷，导致血磷水平升高。维生素 D 缺乏、代谢性酸中毒和吸收增加也可能是导致高磷血症的因素，但在本题的情况下，肾脏排泄磷减少是最主要的原因。

63. D 根据患者的临床表现和检查结果，包括头晕、乏力、贫血、高血压、肾功能损害等，以及 B 超检查显示双肾萎缩，提示患者可能存在慢性肾衰竭。

64. B 在进行腹透治疗前，需要评估患者是否有腹透治疗的禁忌证，术前备皮，术前预防性使用抗生素，术前排空膀胱和肠道等。评估患者动手操作腹透的能力是在术后的护理过程中进行的，不是术前准备的一部分。

65. B 术后腹膜透析置管需要进行敷料的更换，但并不要求每天都采用无菌技术。可以根据医生的指导和护士的操作要求进行敷料的更换，保持术后切口的清洁和干燥。

四、案例分析题

66. C 患者的表现与慢性肾小球肾炎相符。慢性肾小球肾炎是一种肾小球疾病，其特征是肾小球滤过膜的慢性炎症和损伤。患者的尿蛋白和红细胞增多，以及持续时间较长的病史支持这一诊断。

67. C 该患者为青年男性，临床表现为慢性肾炎综合征，最有可能的病理诊断为系膜增生性 IgA 肾病。

68. BF 根据患者的临床特征和病理诊断，最合适该患者的治疗方案应该是糖皮质激素联合血管紧张素转换酶抑制剂（ACEI），糖皮质激素可以减轻炎症反应，抑制肾小球肾炎的进展，而 ACEI 可以降低血压和减少尿蛋白的丢失。对于局灶增生性 IgA 肾病，糖皮质激素和 ACEI 的联合治疗已被广泛接受，并且在临床实践中已经证明了其疗效。限制盐摄入可以帮助降低血压，减少水钠潴留，从而减轻肾脏的负担。此外，限盐饮食还可以减少尿蛋白的丢失，进一步保护肾脏功能。

69. CD 降低尿蛋白是治疗 IgA 肾病的重要目标。将 24 小时尿蛋白定量控制在 <0.5g 可以减轻肾小球负担，减缓疾病的进展。在一般情况下，将血压控制在 <140/90mmHg 是合理的，但对于 IgA 肾病患者，更严格的血压控制目标（<125/75mmHg）可以更好地保护肾脏功能。慢性肾小球肾炎的治疗应以防止或延缓肾功能进行性恶化、改善或缓解临床症状及防治心脑血管并发症为主要目的，而不是以消除尿红细胞或轻微尿蛋白为目标。故选项 C、D 正确。

70. C 该患者为女性，成年发病；发病前有腹泻、腹痛等肠道感染病史；短期内出现恶心，呕吐咖啡色液体，出现水肿、腰酸、乏力等，查体血压偏高，眼睑、下肢水肿；实验室检查发现血红蛋白、血小板下降，肾功能异常，小便异常，出、凝血时间异常，血压偏高，电解质紊乱。综合考虑，符合以溶血性贫血、血小板减少以及急性肾衰竭为特征的溶血性尿毒综合征的诊断。

71. ABCD 该患者的临床表现和实验室检查结果提示存在肾功能损害、凝血功能异常、溶血性贫血和肾脏病变，因此应与以下疾病进行鉴别诊断：①急性肾损伤，该患者存在肾功能异常，肌酐升高，尿蛋白增多，与急性肾损伤的表现一致。②溶血性贫血，该患者出现贫血，血红蛋白降低，网织红细胞增高，血小板减少，与溶血性贫血的表现一致。③系统性小血管炎，该患者出现眼睑水肿，双侧足踝水肿，与系统性小血管炎的表现一致。④DIC，该患者出现凝血酶原时间延长，纤维蛋白原降低，与 DIC 的凝血功能异常一致。虽然该患者有过敏症状（恶心、呕吐），但该患者的临床表现和目前实验室检查结果不典型。综上所述，应与急性肾损伤、溶血性贫血、系统性小血管炎和 DIC 进行鉴别诊断。

72. ABCD 根据患者的症状和实验室检查结果，可以怀疑患者可能患有肾小球肾炎。血涂片检查可以判断是否存在溶血性贫血或其他血液病变。肾组织病理检查可以确定是否存在肾小球肾炎，并进一步明确病变的类型和程度。病原学检查可以了解是否存在感染引起的肾炎，如链球菌感染等。免疫荧光检查可以检测肾小球中是否存在免疫复合物的沉积，进一步确定肾小球肾炎的类型。因此，选项 A、B、C、D 都是进一步评估患者肾炎的重要检查。肾活检和抗核抗体测定可能在其他情况下有用，但在这种情况下不是首选。

73. ABCDEFGH 血浆置换可以清除体内的炎症介质和免疫复合物，减轻肾小球的炎症反应。抗血小板药物可以减少血小板聚集，防止血栓形成。血管紧张素转换酶抑制剂（ACEI）可以降低血压，减少肾小球的滤过压力，保护肾脏功能。钙通道阻滞剂可以扩张血管，降低血压，减少肾小球的滤过压力。血管扩张剂可以降低血压，减少肾小球的滤过压力。血管紧张素 Ⅱ 受体拮抗剂（ARB）可以降低血压，减少肾小球的滤过压力。糖皮质激素和免疫抑制剂可以抑制免疫系统的异常活动，减轻肾小球的炎症反应。透析治疗可以帮助清除体内的代谢产物和水分，维持体液平衡。对于慢性肾衰竭的患者，肾移植是一种有效的治疗方法。

74. ABCDEF HUS 急性期可出现各种急性肾衰竭的并发症如充血性心力衰竭、肺水肿、高血压脑病、高钾血症、代谢性酸中毒等。HUS 慢性期可出现慢性肾功能不全，神经系统损害后遗症，如智力低下、肢体瘫痪、精神行为异常以及癫痫发作等。

75. A 根据患者的临床表现和尿常规检查结果，最可能的疾病是泌尿道感染。患者有尿蛋白 3 年，出现尿频、尿急、肉眼血尿、排尿后尿痛等症状，尿常规显示蛋白、红细胞和白细胞异常增多。这些表现与泌尿道感染相符，因此首先应治疗泌尿道感染。

76. EF 尿常规用于检查尿液中的蛋白、红细胞、白细胞等指标。尿红细胞形态用于进一步评估尿红细胞的形态特征，有助于确定出血的原因。尿细菌培养用于确定是否存在泌尿道感染以及感染的致病菌。24 小时尿蛋白定量用于评估尿蛋白的排泄量，对慢性肾脏病的评估和治疗方案的制定有重要意义。根据患者的情况，尿沉渣脱落细胞学检查和眼底检查在目前的情况下并不是首要的检查。

77. E 根据患者的病史和检查结果，可以初步诊断为肾炎综合征。尿蛋白、血尿和高血压是肾炎综合征的典型表现。由于患者已经接受了抗生素治疗，尿培养已经转阴，因此感染已经得到控制。为了进一步明确诊断，最有意义的检查是肾活检。肾活检可以确定肾脏病变的类型和程度，指导后续的治疗措施。肾脏 ECT 检查、肾小球滤过率、双肾 B 超、血免疫指标及自身抗体、腹部平片虽然也可以提供一些信息，但不能直接确定肾脏病变的类型和程度，因此不是最有意义的检查。

78. E 根据患者的肾组织病理活检结果，显示为局灶节段性肾小球硬化，并且免疫病理检查显示 IgM 和 C3 在节段硬化区阳性沉积。这些结果提示患者可能患有原发性肾小球疾病，如局灶节段性肾小球硬化（FSGS）。治疗原发性肾小球疾病的主要方法是控制血压和蛋白尿，并且根据需要使用免疫抑制剂治疗。在这种情况下，最主要的治疗方案调整是增加氮沙坦钾片（科素亚片）的剂量，以控制血压和减少蛋白尿。

79. ABCDEFG 尿液分析可以评估尿液的成分，包括蛋白质、红细胞、白细胞等，可以帮助排除肾脏疾病和尿路感染等可能的病因。心电图可以评估心脏的电活动，检查是否存在心脏病变，如心律失常等。肾脏 B 超可以评估肾脏的形态和结构，检查是否存在肾脏病变，如肿块、囊肿等。血生化检查可以评估肾功能、血糖、电解质等指标，帮助排除肾脏疾病、糖尿病等可能的病因。肾小管功能检查可以评估肾小管对尿液的浓缩和稀释能力，帮助判断肾小管功能是否正常。血和尿儿茶酚胺、皮质醇、血浆肾素活性测定可以评估肾上腺素能和肾素 - 血管紧张素 - 醛固酮系统的功能，帮助判断是否存在肾上腺素能异常或肾素依赖性高血压。眼底检查可以评估视网膜的血管情况，检查是否存在高血压引起的视网膜病变。

80. B 良性高血压肾损害是长期未经治疗或未得到充分控制的高血压导致的一种肾脏病变。该病变通常在高血压发病数年后才出现。患者的病史中有 12 年的高血压史，近 1 年出现夜尿增多、尿中泡沫增多等症状，这些都是高血压肾损害的常见表现。在检查结果方面，尿蛋白阳性和轻度血尿可能是肾小球受损的表现。血肌酐升高和血尿酸增高可能是肾功能受损的结果。眼底检查发现视网膜动脉变细、反光增强及交叉压迫征，进一步提示了高血压引起的器官损害。

81. ACEF 良性小动脉性肾硬化的病理特征通常包括肾小球球性废弃、入球小动脉玻璃样变性，肾小球硬化、间质弥漫纤维化和弓状动脉内膜增厚。这些病理变化与患者的临床表现和检查结果相符合。选项 B、D 为恶性小动脉性肾硬化的病理改变特征。

82. ABCDE 积极控制血压是治疗良性小动脉性肾硬化的关键，高血压的良好控制可有效降低患者良性小动脉性肾硬化导致终末期肾病的发生率。

83. AF 恶性高血压是内科危急重症之一，迅速有效降压是保护靶器官的关键，

通常首选静脉用药迅速控制血压，强调控制性降压。血压不能控制的患者预后极差。已发生肾衰竭时需要及时行血液透析治疗。

84. C 为评估患者是否患有 X 连锁显性遗传 Alport 综合征，最适合的检查是皮肤活检。皮肤活检可以检测 *COL4A5* 基因的突变，从而确定是否患有 Alport 综合征。

85. C Alport 综合征的电镜病理特点是肾小球基底膜出现广泛的增厚或变薄以及致密层分裂的病变。肾小球基底膜超微结构最为突出的异常是致密层不规则的外观，其范围既可累及所有的毛细血管袢或毛细血管袢内所有的区域，也可仅累及部分毛细血管袢或毛细血管袢内的部分区域。由于基底膜致密层断裂，还可见到基底膜中有一些"电子致密颗粒"（直径为 20 ~ 90nm）。

86. A Alport 综合征是由于基底膜的遗传缺陷引起的，因此激素或免疫抑制剂对于治疗 Alport 综合征并没有明确的效果。正确的治疗方法包括优质低蛋白质饮食、避免过度劳累、应用 ACEI/ARB 降蛋白、定期随访和预防感染。

87. E 根据患者的临床表现和检查结果，其出现了呼吸系统和肾脏的双重损害，血液检查显示 pANCA、MPO - ANCA 阳性，抗 GBM 抗体阴性，ANA 阴性，提示可能存在显微镜下型多血管炎。

88. A 根据患者的临床表现和病理诊断，治疗显微镜下型多血管炎的首选方案是血浆置换联合糖皮质激素和免疫抑制剂（如环磷酰胺），以控制炎症和免疫反应，减轻肾脏和呼吸系统的损害。

89. D 根据患者的临床表现和病理诊断，显微镜下型多血管炎可导致肾小球新月体形成，而寡免疫沉积型新月体肾炎是其中一种常见的表现。

90. A 根据患者的治疗反应和肾功能

恢复情况，尽管肾外受累已经缓解，但肾功能没有恢复，因此应停用免疫抑制剂，并维持透析来代替肾脏功能。

91. C 根据患者的临床表现和实验室检查结果，可以初步诊断为急性肾小球肾炎（AGN）。AGN 是一种由感染引起的免疫反应性疾病，通常不需要抗病毒治疗。治疗主要是保护内环境，维持液体及酸碱平衡，降低尿蛋白，控制水肿等症状。透析治疗可以考虑，特别是在 BUN 和 Sc_r 升高的情况下，快速利尿也是必要的。检测氧饱和度可以评估患者的氧合情况。

92. ABCDF 根据患者的症状和体征，可以初步判断该患者可能患有急性肾炎。急性肾炎会导致尿量减少、水肿、高血压等症状。患者尿量减少，可以采取利尿措施，通过增加尿液排出来减轻水肿和降低血压。由于患者存在水肿和高血压，需要控制液体摄入量，以防止水肿加重和血压升高。如果患者的肾功能受损严重，无法通过利尿和控制液体摄入量来改善症状，可能需要进行透析疗法，通过人工方式清除体内的废物和水分。由于患者存在高血压，可以考虑使用降压药物来控制血压，以防止高血压引起的并发症。在急性肾炎的过程中，可能会出现酸中毒，需要纠正酸中毒，以维持酸碱平衡。洋地黄制剂主要用于心力衰竭的治疗，不适用于急性肾炎的治疗。

93. B 患者出现心律失常和心电图改变，T 波高尖呈帐篷样，QRS 波增宽，提示可能存在高钾血症。在高钾血症的情况下，给予氯化钾会进一步增加血钾浓度，加重心脏的电生理紊乱，因此在此情况下使用氯化钾是绝对禁忌的。

94. B 根据患者的症状（尿频、尿急、尿痛）和尿常规检查结果［蛋白（＋），WBC（＋＋＋），RBC（＋＋＋＋）］，提示可能存在急性膀胱炎。急性膀胱炎是膀胱黏膜受感染引起的炎症，常伴有尿频、尿急、尿痛等症状。

95. B 急性膀胱炎的治疗一般需要持续应用抗生素治疗 7 天，以确保病原菌的完全清除。短疗程疗法可能无法彻底治愈感染，易导致症状复发。

96. D 根据患者的病史和尿培养结果，提示此次感染可能与上次感染有关，可能是由同一株大肠埃希菌引起的复发感染。

97. B 根据患者的临床症状（发热、排泡沫尿、乏力）和实验室检查结果［尿常规蛋白（＋＋＋＋），24 小时尿蛋白定量 5.5g，红细胞（＋＋），管型（＋＋），血肌酐升高，血清白蛋白降低］，提示可能存在肾病综合征。肾病综合征是一种因肾小球滤过膜的病变导致大量蛋白尿和其他肾功能异常的疾病。

98. C 根据患者的临床症状（面颊部红色皮疹、发热、乏力）和实验室检查结果［尿常规蛋白（＋＋＋＋），24 小时尿蛋白定量高，血清总蛋白降低，总胆固醇升高］，提示可能存在狼疮性肾炎。狼疮性肾炎是系统性红斑狼疮累及肾脏的一种表现，常伴有肾病综合征的特点。

99. B 患者接受 CTX 冲击治疗后出现肉眼血尿，尿常规显示尿蛋白和尿红细胞增多，尿红细胞位相显示 90% 为均一型红细胞，提示可能是 CTX 的副作用导致的药物性肾炎。

100. D 患者自行服用复方环磷酰胺片后转氨酶升高，提示可能是该药物的副作用导致肝损害。

全真模拟试卷（五）答案解析

一、单选题

1. A 肾血浆流量经自身调节而保持相对稳定，也使得肾小球滤过率相对稳定，故肾脏对钠、水和其他物质的排泄不会因血压的波动而发生较大的变化，这对肾脏的尿生成功能有巨大意义。

2. C 调节远曲小管、集合管对水重吸收的主要因素是抗利尿激素（ADH），又称血管升压素。

3. A 慢性肾盂肾炎是一种慢性肾脏疾病，主要由肾盂和肾实质的慢性炎症引起。在慢性肾盂肾炎的病理过程中，肾小管病变是早期和重要的病理基础。肾小管病变包括肾小管上皮细胞的损伤和功能障碍。这会导致肾小管对尿液的重吸收能力下降，尿液中的溶质和水分排出增加，从而出现多尿的症状。夜尿的出现可能与夜间尿液浓缩能力下降有关。

4. E 二氧化碳结合力测定主要用于评估酸碱平衡和肺功能，与近端肾小管功能无直接关系。尿浓缩稀释功能试验主要用于评估肾脏的浓缩和稀释能力，与近端肾小管功能无直接关系。血清尿素氮测定主要用于评估肾脏的排泄功能和氮代谢，与近端肾小管功能无直接关系。内生肌酐清除率测定主要用于评估肾小球滤过功能，与近端肾小管功能无直接关系。尿 α_1 - 微球蛋白测定主要用于评估近端肾小管功能。α_1 - 微球蛋白是一种由近端肾小管细胞产生的蛋白质，其浓度在近端肾小管功能异常时可能升高。

5. D 在进行肾移植之前，通常需要进行一段时间的治疗和观察，以确保病情

已经稳定。病情静止半年后进行肾移植可以确保患者的病情已经稳定，并且有更好的移植效果。

6. A 蜡样管型是慢性肾小球肾炎的典型病变。蜡样管型是指肾小球内的肾小管腔内充满了坏死的上皮细胞和蛋白质，形成了类似蜡状的结构。蜡样管型的形成与肾小球内的炎症和纤维化过程有关。

7. D 糖皮质激素是一类具有抗炎和免疫抑制作用的药物，常用于治疗多种炎症和免疫相关的疾病。糖皮质激素在微小病变型肾病的治疗中起到了重要的作用。它可以抑制免疫系统的异常活动，减少肾小球的炎症反应，从而减轻蛋白尿和其他症状。

8. B AA 型淀粉样变性是由于慢性感染和自身免疫病引起的淀粉样物质沉积在组织中而导致的疾病。在这种类型的淀粉样变性中，淀粉样物质主要是由于血浆中 C 反应蛋白（CRP）的沉积而形成。

9. D 单纯性肾囊肿一般无任何症状，多数患者是在体检或其他原因下的影像学检查中发现的。尿毒症长期透析可能引起肾脏血流减少和纤维化，从而导致囊肿的形成。囊肿随着年龄的增长而增大是单纯性肾囊肿的特征之一。单纯性肾囊肿是一种因先天性发育异常导致的囊肿性疾病，而不是后天形成的。B 超是单纯性肾囊肿的首选诊断方法，可以清晰地显示肾脏内的囊肿。其他影像学检查，如 CT 和 MRI，也可以用于诊断。

10. A 原发性干燥综合征合并肾脏损害者可以达 30% ~ 50%，主要累及远端肾

小管，以肾小管功能障碍为主要表现。

11. A 肾血管性高血压的病因可以包括肾动脉狭窄、肾动脉瘤、肾动脉血栓等，这些病变会导致肾脏的血液供应不足，从而引起肾功能的损害和逐渐减退。

12. B 微小病变型肾病是一种临床病理综合征。临床表现为大量蛋白尿，光镜下肾小球结构大致正常，免疫荧光阴性，电镜下表现为足细胞足突广泛融合。

13. D 血尿为髓质海绵肾最常见的症状，约占85%，可反复发作。发作时可伴有腰痛或同时排出细砂样结石。通常为镜下血尿，也可见到个别病例表现为无痛性肉眼全程血尿。

14. C 如果在48小时内，即两天内，症状没有得到缓解，这可能提示当前使用的抗菌药物对病原菌不敏感，应考虑更换抗菌药物。

15. A 眼底的改变是妊娠期高血压疾病的一个常见表现，但动静脉管径比例的改变并不是其中的特征之一。相反，动静脉管径比例正常或轻度改变是眼底正常的特征。视网膜水肿是妊娠期高血压疾病中常见的眼底改变，可能是由于血管壁通透性增加和液体潴留所致。视网膜渗出是妊娠期高血压疾病中的另一个常见眼底改变，可能是由于血管壁通透性增加和液体渗出所致。视网膜出血也是妊娠期高血压疾病中常见的眼底改变，可能是由于血管壁破裂和出血所致。视网膜脱离在妊娠期高血压疾病中并不常见，通常是由于视网膜层与脉络膜层之间的黏附力减弱或破裂引起的。

16. C 急性肾损伤会影响肾脏对钾离子的排泄功能，导致血液中的钾离子积累，引发高钾血症。这是因为正常情况下，肾脏能够调节血液中的钾离子浓度，但在急性肾损伤时，肾脏的功能受损，无法有效排出体内的钾离子，导致其在血液中的浓度升高。

17. D 尿毒症患者由于肾脏功能受损，无法正常排出体内的代谢废物，包括尿素。当尿素分解产生氨时，可能会导致呼气有氨味，这是尿毒症患者特有的临床表现。

18. D 对不准备做自体动静脉内瘘者，移植物（人造血管）动静脉内瘘应在开始血液透析前3~6周置入，其最佳使用时间为手术后3~6周。

19. E 甲泼尼龙冲击治疗是治疗急性排斥反应（AR）首选和最常用的方法，对75%~80%的患者有效，剂量为6~10mg/（kg·d），连续3~5天，同时应注意胃肠道副作用和后期严重感染的发生。

20. E 氨基糖苷肾病主要表现为肾小管性蛋白尿、管型尿、肾浓缩功能障碍等，并出现AKI，肌酐清除率下降，但AKI程度一般较轻，少尿期较短。少数非少尿型AKI不易察觉，如继续用药，可导致较为严重的少尿型AKI。

21. C 患者主诉晨起眼睑水肿8个月，伴腰酸。查体发现血压升高，双踝部凹陷性水肿。实验室检查显示血红蛋白降低，尿蛋白和尿红细胞增加，尿蛋白定量高，血浆清蛋白降低，血清肌酐升高。这些表现符合慢性肾小球肾炎的特点。慢性肾小球肾炎是一种肾小球疾病，常见症状包括眼睑水肿、腰酸等。查体发现的高血压和双踝部凹陷性水肿是肾小球肾炎引起的肾功能损害的表现。实验室检查中的尿蛋白增加、尿红细胞增加、尿蛋白定量高以及血浆清蛋白降低等结果也支持慢性肾小球肾炎的诊断。

22. B 患者在病毒性呼吸道感染后出现肉眼血尿，这与IgA肾病的典型表现相符。

23. C 患者的年龄和冠心病史提示他存在动脉硬化和血管疾病的风险。此外，他的血压控制不佳，血肌酐水平升高，提示肾功能受损。基于这些信息，最可能的临床诊断是缺血性肾病。

24. C 根据患者的病情描述，他表现为少尿、水肿、高血压，尿常规检查显示尿蛋白和红细胞增加，同时血液检查中GBM阳性，血肌酐和尿素氮升高。这些临床和实验室检查特征提示患者可能患有肾小球肾炎。在这种情况下，应选择血浆置换作为治疗措施。血浆置换是一种血液净化技术，通过去除循环血液中的有害物质、抗体和炎症介质，减轻肾脏的负担，减轻炎症反应，并改善肾功能。

25. D 患者主要症状为肾衰竭和嗜睡，提示肾功能受损。实验室检查发现血肌酐升高和血尿素氮升高，表明肾功能损害。血 pH 降低和 HCO_3^- 升高，提示代谢性酸中毒。血气分析中的血钠、血钾和血氯的值在正常范围内，并无明显异常。因此，根据临床特点和实验室检查结果，最可能的诊断是代谢性酸中毒，可能是由于肾功能受损导致酸性代谢产物无法正常排出引起的。

二、多选题

26. ABC 小动脉硬化时可见弓状动脉和小叶间动脉内膜增厚，管腔狭窄。多见于原发性、继发性和肾性高血压，动脉粥样硬化症，小动脉坏死恢复期等。

27. AB 急进性肾小球肾炎（RPGN）是一种严重的肾小球疾病，需要强化治疗以阻止病情的进展。肾上腺皮质激素冲击治疗和血浆置换治疗是 RPGN 的强化治疗方法。肾上腺皮质激素冲击治疗可抑制炎症反应和减轻免疫介导的损伤，而血浆置换治疗可以清除循环中的炎症因子和免疫复合物。低盐优质低蛋白饮食和透析治疗

是对肾功能进行支持和调整的措施，不属于 RPGN 的强化治疗方法。

28. BCDE 高龄本身并不会直接加重慢性肾炎肾损害，但随着年龄的增长，机体的免疫力和肾功能可能会下降，从而增加慢性肾炎的风险。某些药物，如非甾体抗炎药物、某些抗生素、放射造影剂等，具有肾毒性作用，长期或过量使用这些药物可能会加重慢性肾炎的肾损害。妊娠期间，由于体内激素水平的变化和肾脏负担的增加，慢性肾炎患者可能会出现肾功能的进一步下降。感染可以引起免疫系统的激活和炎症反应，这可能会加重慢性肾炎的肾损害。尤其是尿路感染和肾盂肾炎，可能会导致肾脏的炎症和损伤。长时间的劳累和过度的体力活动可能会导致肾脏的负担增加，从而加重慢性肾炎的肾损害。

29. ACD 乙型肝炎病毒相关肾炎的诊断标准：①血清乙型肝炎病毒抗原阳性。②需要排除狼疮性肾炎等继发性肾小球疾病。③肾切片中找到乙型肝炎病毒抗原。诊断乙型肝炎病毒相关肾炎需要满足上述三个条件。血清中乙型肝炎病毒抗原阳性是确诊该疾病的重要指标之一。此外，需要排除其他继发性肾小球疾病，如狼疮性肾炎等。最后，通过肾切片找到乙型肝炎病毒抗原可以进一步确认诊断。选项 B 中提到的膜性肾病和选项 E 中提到的新月体改变是乙型肝炎病毒相关肾炎的病理特点，但不是诊断标准。

30. ABC 肾动脉狭窄常由动脉粥样硬化及纤维肌性发育不良引起，此外还可由大动脉炎所致。动脉粥样硬化是最常见的病因，约占肾动脉狭窄病例的80%，常见于老年人，而后两种病因则主要见于青年人，女性较多。

31. BD 高血钾型肾小管性酸中毒可见于低肾素低醛固酮血症，表现为肾素水

平过低，患者通常为老年人，伴有轻中度肾功能不全。但钾升高、代谢性酸中毒与 GFR 下降不成比例，常见于糖尿病肾病、肾小管间质疾病。约 80% 的患者低肾素血症在生理刺激下无反应，而外源性 Ang Ⅱ 或 ACTH 可使醛固酮增加。

32. ABCE 急性肾小管间质性肾炎通常以突然起病为特征，病情进展较快。由于肾小管功能受损，急性肾小管间质性肾炎患者可能出现尿量减少，即少尿或无尿的情况。部分患者会出现腰背部疼痛，这可能是由于肾小管间质的炎症反应引起的。急性肾小管间质性肾炎常伴有血尿，尿液可呈现明显的红色或棕色。

33. AB 由于髓质海绵肾在临床上较少见，常被误诊为尿路感染和上尿路结石。髓质海绵肾是一种罕见的遗传性疾病，其特征是肾盏和肾小管的扩张和囊状变形。由于髓质海绵肾的症状和表现与尿路感染和上尿路结石相似，因此容易被误诊。膀胱结石、输尿管结石和下尿路结石与髓质海绵肾的病理生理过程无直接关系。

34. ABC Alport 综合征存在三种遗传方式，分别是 X 连锁显性遗传（占 80% ~ 85%）、常染色体隐性遗传（约占 15%）及非常少见的常染色体显性遗传。

35. ABC Fabry 病的主要诊断依据为酶活性检测、肾脏病理电镜检查和基因检测。Fabry 病是由于 α - 半乳糖苷酶缺乏引起的溶酶体蓄积疾病，因此通过测定 α - 半乳糖苷酶的活性可以确定诊断。Fabry 病患者的 α - 半乳糖苷酶活性通常明显降低。Fabry 病主要表现为肾小球滤过膜的溶酶体蓄积，肾脏病理电镜检查可以观察到肾小球细胞内的蓝色颗粒。Fabry 病是一种遗传性疾病，由于 *GLA* 基因的突变导致 α - 半乳糖苷酶的缺乏。通过进行 *GLA* 基因的突变检测，可以确定诊断。肾功能检测可以

评估 Fabry 病患者的肾脏损害程度，但并非诊断 Fabry 病的特异性指标。抗体检测并不是 Fabry 病的诊断方法，因为 Fabry 病是由于酶缺乏引起的遗传性疾病，并非免疫相关疾病。

36. AB 如果在收集尿液标本的过程中，无菌操作不严格或者标本受到细菌污染，可能导致出现假阳性结果。尿液中的细菌如果在接种前暴露在环境中的时间过长，可能会导致细菌的增殖或者被其他细菌污染，从而出现假阳性结果。饮水过少、尿液浓缩、尿液在膀胱内停留时间过长以及在细菌培养之前使用过抗生素不会直接导致尿细菌培养出现假阳性菌。

37. BCDE 感染引起的炎症反应可能导致寒战。上尿路梗阻伴有感染时，可能出现胃肠道症状，如恶心、呕吐、腹痛等。常伴有尿路刺激症状，如尿频、尿急、尿痛等。感染引起的炎症反应可能导致体温升高，出现高热。上尿路梗阻伴有感染时，贫血可能出现，但这并不是上尿路梗阻伴感染的特异性症状。

38. ABCD 妊娠期急性肾损伤临床主要表现为少尿或无尿。肾皮质坏死时，伴明显的血尿和腰痛等症状。重症者可出现心功能不全、肺水肿、脑水肿等症状和体征。严重时可发生多脏器衰竭。如为典型的急性肾小管坏死，临床上可见到典型的少尿期和多尿期，肾功能正常后尿量可恢复正常。肾皮质坏死时肾功能不能完全恢复，可遗留不同程度的肾功能不全。

39. AD 在心肾综合征（CRS）中，最常见的类型是 Ⅰ 型 CRS（肝肾综合征）和 Ⅳ 型 CRS（心肾综合征）。Ⅰ 型 CRS 是指由于肝脏疾病导致的肾功能损害，常见于肝硬化失代偿期。肝脏疾病引起肾循环动力学改变、肾小球滤过率下降及肾小管功能障碍，导致肾功能受损。Ⅰ 型 CRS 在

肝硬化患者中比较常见。IV型CRS是指心脏疾病导致的肾功能损害。心脏疾病导致心排出量减少、心肌重塑、心肌纤维化等改变，进而影响肾脏的灌注和肾小球滤过率，导致肾功能受损。IV型CRS在心脏疾病患者中比较常见。

40. ABC 肌红蛋白所致的急性肾损伤是指由于肌红蛋白大量释放进入血液，导致肾功能受损的一种情况。在这种情况下，血液中的肌红蛋白可以引起多种并发症，需要进行紧急的血液净化治疗。严重的高钾血症是肌红蛋白所致急性肾损伤的常见并发症之一。高钾血症可以导致心律失常和心脏功能障碍，因此需要紧急进行血液净化治疗，如血液透析或血液灌流，以清除血液中的肌红蛋白和控制高钾血症。肌红蛋白所致的急性肾损伤也可以导致肺水肿的发生。肌红蛋白引起肾功能受损，导致体液潴留和心血管系统负担增加，进而引起肺部充血和水肿。对于发生肺水肿的患者，需要进行紧急的血液净化治疗，以清除血液中的肌红蛋白，减轻体液负荷和控制肺水肿。尿毒症脑病是肌红蛋白所致急性肾损伤的另一个并发症。肌红蛋白引起的肾功能受损导致尿毒症的发生，进而影响中枢神经系统功能。对于出现尿毒症脑病的患者，需要进行紧急的血液净化治疗，以清除血液中的肌红蛋白和改善中枢神经系统功能。合并休克和少尿也是肌红蛋白所致急性肾损伤的常见表现，但不是紧急血液净化治疗的指征。合并休克和少尿的患者可能需要进行补液和利尿治疗，但不一定需要紧急的血液净化治疗。

41. ABDE 某些药物具有肾毒性，长期或过量使用这些药物可能导致肾脏损害，进而引发慢性肾衰竭，选项A正确。长期存在的水、电解质平衡紊乱，如严重的高血钾、低血钠等，可能对肾脏造成损害，

最终导致慢性肾衰竭，选项B正确。虽然遗传因素在肾脏疾病中起着重要作用，但它通常不是直接导致慢性肾衰竭的原因，选项C不正确。急性呕吐、腹泻等情况可引起体内水分丧失和电解质紊乱，如果这种情况持续时间较长，可能对肾脏造成损害，最终导致慢性肾衰竭，选项D正确。长期存在的贫血状态会导致肾脏血流量减少，从而影响肾脏的正常功能，可能最终导致慢性肾衰竭，选项E正确。

42. ACDE 血液透析过程中发生空气栓塞的紧急处理：①立即停止血泵，夹闭静脉血管；②取左侧卧位，并头和胸部低、足高位；③心肺支持（吸纯氧，采用面罩或气管插管）；④如空气量较多，有条件者可予右心房或右心室穿刺抽气。

43. ABC 腹膜透析适用于多种原因所致的CRF的治疗。急性药物和毒物中毒，特别是有血液透析禁忌证或无条件进行血液透析者，可考虑腹膜透析治疗。腹膜透析适用于急性肝衰竭、慢性肝脏疾病、肝性脑病、高胆红素血症等肝病的辅助治疗。肠梗阻、腹部疝未修补、严重的椎间盘疾病为腹膜透析的相对禁忌证。

44. ABCDE CKD终末期或其他各种肾脏疾病（包括原发性、继发性、遗传性）所致的不可逆转的肾衰竭，符合以下情况均可考虑行肾移植：①年龄<65岁及全身情况良好者，但年龄并非绝对禁忌；②心肺功能良好可耐受手术者；③活动性消化道溃疡术前已治愈者；④恶性肿瘤新发或复发经手术等治疗，稳定2年后无复发者；⑤肝炎活动已控制，肝功能正常者；⑥结核者经正规抗结核治疗后，明确无活动者；⑦无精神障碍或药物成瘾者。

45. ABCD 一般诊断明确、尿蛋白少、肾功能正常或者双肾小的患者，不宜肾活检。若每日尿蛋白量>1.0g，存在肾

功能不全或临床上难以确定肾脏损害与所用药物有关，双肾不小者则需要肾活检。

46. AB 氨基糖苷类抗生素肾病可能导致肾功能损害，常见的表现是血肌酐升高和血尿素氮增加。这是由于药物对肾脏造成的损伤引起肾功能不全的结果。

47. AB 甲氨蝶呤是一种化疗药物，长期使用可能导致肾脏损害，称为甲氨蝶呤肾病。在甲氨蝶呤肾病的实验室检查中，常见的表现包括尿蛋白的出现和肾小管功能障碍的表现。

48. AB 血汞浓度和尿汞浓度是判断体内汞负荷和中毒程度的重要指标。

三、共用题干单选题

49. B 根据患者的丙型肝炎病史、肾病综合征表现以及实验室检查结果，最可能的诊断是膜增生性肾炎。膜增生性肾炎是一种常见的肾病综合征的病理类型，丙型肝炎病毒感染是其常见的病因之一。

50. D 膜增生性肾炎的病理特征之一是基底膜呈现双轨征，即基底膜的厚度增加并伴有两个并行的密度增高区。

51. E 肾静脉血栓形成可能导致肾血液循环障碍，进而引起肾区疼痛、肉眼血尿、水肿加重和尿蛋白增多等症状。

52. D 根据患者的年龄、高血压、眼底出血、红细胞、白细胞和蛋白尿的存在，以及血肌酐和尿酸的升高，最可能的诊断是恶性小动脉性肾硬化。恶性小动脉性肾硬化是一种严重的肾小动脉病变，通常伴随着高血压。眼底出血和尿中红细胞的存在提示了肾小球和肾小管的血管病变和损伤。

53. E 呋塞米是一种利尿药，可通过排出体内的盐和水来减轻体液负荷，但它并不会改善肺淤血。肺淤血有可能是心脏功能不全导致，因此应该优先处理造成心脏功能不全的原因。

54. B 患者有夜尿增多的症状和蛋白尿，尿比重正常，无尿红细胞和尿白细胞，血肌酐正常，24小时尿蛋白定量轻度增高。这些特点与慢性间质性肾炎相符合。此外，患者长期服用非甾体抗炎药也可能导致肾脏损害，进一步支持该诊断。

55. D 慢性间质性肾炎的主要病理改变是肾间质纤维化，即间质中纤维组织的增生和沉积。

56. B 患者出现畏寒、发热、腰痛、尿频、尿痛等症状，伴有双肋脊角压痛和肾区叩痛，尿常规中白细胞镜检和白细胞管型增多，血常规中白细胞计数升高，中性粒细胞百分比增高。这些表现均与急性肾盂肾炎相符。

57. D 尿培养可以确定尿液中是否存在细菌，进一步确定感染的病原体，并进行药敏测试以指导抗感染治疗的选择。

58. B 急性肾盂肾炎通常需要进行较长时间的抗感染治疗，一般建议至少2周，以确保感染得到根除。

59. B 对于该患者，最可能的诊断是急性尿酸性肾病。根据患者在化疗期间出现尿量减少、腰背酸痛以及血肌酐和尿酸的升高，这些症状和实验室检查结果提示可能为急性尿酸性肾病。

60. B 在急性尿酸性肾病的治疗中，限水和严格控制入量可能会导致尿液浓缩，进一步加重尿酸结晶的形成和肾脏损伤。因此，限水不是适当的处理方法。适当给予抗氧化剂、碳酸氢钠碱化尿液、必要时进行血液净化治疗和充分水化，都是在急性尿酸性肾病治疗中常用的方法。

61. C 患者体检发现左肾囊肿2个月。血压正常，血、尿常规及肝、肾功能无明显异常。B超检查显示双肾大小、形态正常，左肾可见一个直径约1.5cm的液性暗区，囊壁光滑，边界清楚。这些结果与单纯性肾囊肿相符。单纯性肾囊肿是一种常见的肾脏疾病，囊肿通常是无症状性的。B超检查是单纯性肾囊肿的首选诊断方法，可以清晰地显示肾脏内的囊肿。

62. B 随着年龄的增长，单纯性肾囊肿的发生率和囊肿的数量及大小都会增加。其他选项如性别、血压、血肌酐水平和感染与单纯性肾囊肿的发生没有直接关系。

63. A 根据患者的病史和临床表现，包括不规范腹膜透析操作后出现腹痛和腹水浑浊，最可能的诊断是腹膜透析相关腹膜炎。腹膜透析相关腹膜炎是腹膜透析患者常见的并发症，常表现为腹痛、腹水浑浊、发热等。

64. E 对于疑似腹膜透析相关腹膜炎的患者，应立即进行透出液的常规、涂片和培养等检查，以确定感染的病原体。同时，应立即进行经验性的腹腔抗感染治疗，以控制感染的发展。

65. D 根据透出液的恢复和培养结果，可以适当调整抗生素的选择。由于透出液培养为阴性，可以停用头孢他啶，继续使用头孢拉定进行治疗。

四、案例分析题

66. E 根据患者的临床表现，包括明显的双下肢水肿、口腔出血性大疱、心脏增大等，以及实验室检查结果，如尿蛋白大量增加、血清白蛋白降低，可知其存在肾脏受损的情况。此外，胸片检查显示心影增大和胸腔少量积液，也支持肾脏疾病导致的心脏衰竭的可能性。在所有的选项中，淀粉样变性肾损害与患者的表现和实验室检查结果最为吻合。淀粉样变性是一种由于淀粉样物质沉积在器官组织中引起的疾病，包括肾脏。这种病变常导致肾功能损害并出现明显的尿蛋白。在本题的案例中，尿蛋白量大，血清白蛋白降低，与淀粉样变性肾损害相符。

67. A 患者的临床表现包括明显的双下肢水肿、口腔出血性大疱、心脏增大和心脏杂音等，实验室检查结果显示血红蛋白降低、尿蛋白大量增加、血清白蛋白降低、血肌酐升高等，这些都提示存在肾脏受累的可能。为了明确肾脏病变的性质和病因，肾穿刺活检是一项重要的检查方法。通过肾穿刺活检，可以获取肾脏组织样本，进行病理学检查，以确定诊断，如肾小球肾炎、肾病综合征等。

68. A 患者出现了进行性的尿量减少，伴随着肾功能的急剧恶化，血尿素氮（BUN）和血肌酐（Sc_r）水平升高。这提示患者可能出现急性肾衰竭，需要立即进行血液透析来替代肾功能。血液透析是一种通过机器来清除血液中的代谢产物和水分，以帮助肾功能不全的患者排出废物和恢复电解质平衡的治疗方法。对于急性肾衰竭，血液透析是最常用的治疗方法之一。其他选项中，限制蛋白质摄入、卧床休息、利尿和输白蛋白等治疗措施也可能在患者的治疗中有所作用，但在此情况下，急需进行血液透析来紧急处理患者的肾功能衰竭。

69. B 根据患者的症状描述，出现了剧烈腰痛伴肉眼血尿，可知其可能存在泌尿系统的问题。泌尿系统彩超是一种非侵入性的检查方法，可以用来评估肾脏、膀胱和尿路的结构和功能。通过彩超可以观察到肾脏是否有结石、肿块等异常，同时还可以检查膀胱和尿路是否有梗阻或其他异常。因此，泌尿系统彩超是目前对诊断最有帮助的首选检查。其他选项如肾动脉DSA、MRI、足部X线片、中段尿培养和放射性核素肾图在这种情况下的诊断价值较低。

70. ADE 根据患者的症状和检查结果，左侧剧烈腰痛伴肉眼血尿提示可能存在泌尿系统的问题，尿蛋白阳性、红细胞满视野以及白细胞 1~3 个/HP 表明存在尿路炎症，可能是泌尿道感染的表现，但结合其他症状和检查结果，可以排除泌尿道感染的可能。彩超提示左肾轻 – 中度积水，结合患者的病史和尿检结果，可以初步诊断为左肾积水，即左侧肾盂积水。血肌酐、尿素氮以及尿酸的升高提示可能存在肾功能不全，即肾脏的排泄功能受损。因此，初步诊断为左肾积水、高尿酸血症和肾功能不全。泌尿道肿瘤和肾癌在此情况下的可能性较低，需要进一步的检查以排除。

71. BCD 根据患者的症状和尿检结果，肉眼血尿和红细胞满视野提示有肾脏出血，而白细胞 1~3 个/HP 提示有轻度的尿路感染。尿蛋白阳性和 24 小时尿蛋白 650mg 提示有肾脏损伤。血肌酐和尿素氮升高提示肾功能不全。尿酸升高可能是由于尿酸结石或尿酸性肾病引起。静脉尿路造影（IVU）提示左输尿管中段有充盈缺损，结合患者的腰痛和肾积水的表现，支持左输尿管结石的可能性。因此，补充诊断可能有左输尿管结石、尿酸结石和尿酸性肾病。其他选项（左肾动脉狭窄、肾癌和肾静脉血栓）根据给出的信息不能得出明确的诊断。

72. ABDE 多饮水有助于稀释尿液，减少尿液中尿酸的浓度，有利于尿酸结石的排出。低嘌呤饮食可以减少体内尿酸的产生，有助于控制尿酸结石的形成。别嘌醇是一种抑制尿酸生成的药物，可以降低尿酸的浓度，有助于尿酸结石的治疗。碳酸氢钠可以碱化尿液，增加尿酸的溶解度，有助于溶解尿酸结石。苯溴马隆是一种利尿药，常用于治疗高血压和水肿等情况，但在这种情况下，患者已经出现肾功能损害，使用利尿药可能会进一步加重肾脏负担，不推荐使用。血液净化治疗是一种肾脏替代治疗方法，适用于肾功能严重损害的患者，但在这种情况下，患者的肾功能损害程度不是很严重，暂时不需要进行血液净化治疗。

73. CE 30 岁之前新发的高血压，且肾素分泌增多，应考虑为肾动脉狭窄及肾实质疾病。高血压患者需要进行肾血管超声来评估肾动脉的情况，以排除肾动脉狭窄等可能导致高血压的结构性病变。血清肌酐是评估肾功能的指标，对于高血压患者来说，检查血清肌酐可以评估肾功能是否受损。

74. DF 约 15% 的肾动脉狭窄患者因血浆醛固酮增多，可出现低钾血症。临床主要表现为肾功能进行性减退，首先出现夜尿增多、尿比重及渗透压降低，随着疾病进展可出现血清肌酐增高，尿常规表现为轻度蛋白尿，可见少量红细胞及管型；后期，肾脏体积缩小，两肾大小通常不对称；可伴或不伴肾血管性高血压。

75. D 年轻健康的女性突发高血压，考虑肾动脉壁固有的结构缺陷影响一侧或双侧的灌注是非常重要的。这类缺陷被称为纤维肌性发育不良。

76. A 肾动脉狭窄的诊断金标准是动脉造影。肾动脉造影能够对肾动脉进行准确的定位（单侧或双侧、开口处或主干）、定性（狭窄级别和长度）及明确侧支循环形成情况。

77. B 肾动脉狭窄时，由于血流通过狭窄处时产生的湍流，可以在腹背部听到血管杂音，选项 A 正确。若肾动脉管腔闭塞，则肾动脉不能探及血流信号，选项 B 错误。肾动脉狭窄可以导致高血压，由于肾脏供血不足，还可能出现腰背部疼痛，选项 C 正确。肾动脉狭窄导致肾脏供血不足，长期影响下，患侧肾脏可能会出现体积缩小的情况，选项 D 正确。肾动脉狭窄会导致肾脏血流受阻，肾内动脉血流加速时间延长，加速度减小，选项 E 正确。肾动脉狭窄最常见的病因是动脉粥样硬化，由于血管内膜的斑块形成导致血管狭窄，选项 F 正确。

78. D 患者半个月前出现发热、咽痛，热退 5 天后出现乏力、恶心、呕吐、少尿。查体发现血压升高、贫血貌、双下肢水肿和呼吸深长。实验室检查显示贫血（Hb 60g/L）、尿蛋白阳性、血尿素氮增高（41mmol/L）和血肌酐升高（1002μmol/L）。这些表现和检查结果符合慢性肾衰竭尿毒症期的特点。

79. D 尿毒症患者常常出现水钠潴留，导致双下肢水肿。虽然其他临床表现也可以与慢性肾衰竭尿毒症期相符合，但双下肢水肿是最具特异性的表现之一。

80. C 慢性肾衰竭尿毒症期常伴有代谢性酸中毒，这是由于肾脏无法排出酸性代谢产物。此外，慢性肾衰竭还会导致磷酸盐和钙的代谢紊乱，常见的表现是高磷血症和低钙血症。

81. C 根据患者的临床表现和检查结果，患者出现了全身关节肿痛、四肢无力，以及双腮腺交替性肿痛和下肢紫癜样皮疹，提示可能存在干燥综合征。

82. ACE ENA 抗体谱检查可以帮助确定干燥综合征的类型和特征抗体的存在。干燥综合征常伴有抗核抗体（ANA）、SS-A（Ro）、SS-B（La）等抗 ENA 抗体的阳性。唇腺活检病理是干燥综合征的确诊指标之一，通过检查唇腺组织的病理改变来确定干燥综合征的存在。Schirmer 试验是用来评估干燥综合征患者泪液分泌功能的检查方法，通过测量患者眼睛分泌的泪液量来评估干燥综合征的程度。双手 X 线平片和氯化铵负荷试验在干燥综合征的诊断中并不常用。IgG4 水平检测一般用于诊断 IgG4 相关性疾病，而不是干燥综合征。

83. A 患者的血气分析结果显示血 pH 为 7.31，血钾为 3.0mmol/L，以及尿常规结果显示 pH 为 6.5，以上提示患者可能存在远端肾小管酸中毒，该疾病可以导致低钾血症。

84. C 根据患者的临床表现和可能的干燥综合征诊断，初始治疗方案应包括糖皮质激素和免疫抑制剂（如环磷酰胺），以控制炎症和免疫反应，并减轻症状和组织损害。

85. DF 患者多囊肾病史 10 年，突发右侧腰部剧烈疼痛并肉眼血尿，发热、腹胀、食欲缺乏，尿频、尿急症状不明显，腹部饱满，可触及双侧肿大的肾脏，压痛明显，右肾区叩击痛阳性。血常规显示白细胞计数升高，尿常规显示肉眼血尿和蛋白尿，尿沉渣镜检显示红细胞满视野和白细胞增多，肾功能检查显示 Sc_r 升高。综合上述病史、症状、体征和检查结果，该患者可能存在多囊肾合并囊内感染和肾周血肿感染。囊内感染可能导致发热和腹胀等症状，肾周血肿感染可能导致腰部剧烈疼痛和肉眼血尿加重。因此，该患者发热的原因是多囊肾合并囊内感染和肾周血肿感染。

86. B 根据患者的病史和临床表现，最有可能的诊断是多囊肾引起的肾囊肿感染。肾脏 B 超和肾脏 CT 是最常用的检查方法，可以明确肾脏囊肿的存在和大小，并排除其他病变。在本例中，肾脏 CT 可以帮助确定肾囊肿感染的程度和范围，以指导治疗。

87. B 根据患者的临床表现（发热、腹胀、食欲缺乏，尿频、尿急症状不明显）和体格检查（右肾区叩击痛阳性），其可能存在多囊肾合并囊内感染。囊肿穿刺引流可以减轻囊肿的压力，促使感染物的排出，并联合使用抗生素进行治疗。

88. B 根据患者的临床表现（肉眼血尿）和实验室检查结果（尿常规显示红细胞满视野，尿沉渣镜检白细胞增多），其可能存在囊肿破裂导致的肉眼血尿。氨甲环酸可以减少囊肿内的出血，并缓解肉眼血尿的症状。

89. CDF 根据患者的主诉和体征，最有可能的诊断是Fabry病。Fabry病是一种遗传性疾病，主要由α－半乳糖苷酶A的缺乏或功能异常引起，导致脂质代谢紊乱。该病主要表现为四肢疼痛、皮肤红斑和出汗功能障碍。下一步应进行的检查是尿常规和肾功能测定。尿常规可以检查是否存在蛋白尿和红细胞尿，肾功能测定可以评估肾脏损害程度。此外，Fabry病是一种遗传性的溶酶体贮积病，常伴有眼底改变，如角膜混浊、视网膜血管病变等。眼底检查可以帮助确认诊断。

90. A 检查结果提示可能存在肾脏疾病，肾穿刺活检可以确定病变的类型和严重程度，指导后续的治疗。

91. C 电镜下可见肾小球足细胞嗜锇髓样小体是Fabry病的典型病理特征。由于溶酶体功能障碍，导致了足突内嗜锇髓样物质的积累。

92. A Fabry病是由 *GLA* 基因突变引起的，通过对 *GLA* 基因的测定可以确定是否存在突变，进而确诊Fabry病。

93. ABCEF 尿常规及相差显微镜检查是常规的尿液检查，能够评估肾功能和检测是否有尿路感染等情况。尿蛋白电泳检查可以进一步评估患者的肾功能和检测是否存在异常的蛋白质排泄。血清IgG4测定可以评估血清中IgG4的水平，有助于判断是否存在IgG4相关性疾病。糖化血红蛋白及空腹血糖主要用于评估患者的血糖控制情况，对于左侧腰痛的评估没有直接关系。血清固定免疫电泳检查可以帮助评估血清中异常蛋白质的类型和浓度。腹部MRI检查可以提供更详细的腹部结构信息，有助于评估可能存在的病变。立位腹部X线片检查在本病例中没有明确的指示。

94. B 患者的血清IgG4水平升高，与左侧肾盂扩张、后腹膜组织增厚等肾脏病变相符。IgG4相关肾脏疾病是一种罕见的自身免疫性疾病，可引起肾脏炎症和纤维化。其他选项中，泌尿系统肿瘤、糖尿病肾病、肾脏淀粉样变、淋巴瘤肾脏浸润、胆道肿瘤肾脏转移的表现与患者的临床病史和检查结果不一致，因此选项B"IgG4相关肾脏疾病"是最有可能的诊断。

95. ABCDEF IgG4－TIN通常被认为是相对良性的病变，其预后较好，好发于中老年男性，尤其是50～70岁之间。常合并肾外多器官受累，如胰腺、胆道、甲状腺等。IgG4－TIN的病变纤维化改变具有特征性，呈席纹样，这是其病理学上的特点之一。对于IgG4－TIN，糖皮质激素治疗通常能够获得良好的反应。IgG4－TIN的病变早期纤维化成分较少，随着病程的进展，炎症成分比例逐渐减少而纤维化成分增多。IgG4－TIN在核磁共振成像上的表现是T高信号，而不是T低信号。

96. A 糖皮质激素是目前治疗IgG4－TIN的首选药物，中等剂量的糖皮质激素通常能够获得良好的治疗效果。

97. ABCD 利妥昔单抗、硫唑嘌呤、环磷酰胺和霉酚酸酯这些药物是IgG4－TIN的治疗的备选药物，可以在糖皮质激素治疗无效或无法耐受的情况下考虑使用。硼替佐米和他克莫司并不是IgG4－TIN的常规治疗药物。

98. EF 根据患者的眼干、下眼睑增大、消瘦、夜尿增多、贫血、尿蛋白增加等临床表现和检查结果，可以考虑与干燥综合征、浆细胞病、IgG4 相关性疾病和系统性红斑狼疮进行鉴别。IgA 肾病和慢性肾小球肾炎与患者的临床表现和检查结果无关，因此，无需与二者进行鉴别。

99. E 根据患者的临床表现和检查结果，可以考虑进行 IgG 各亚型定量、ANA、ENA、血清固定免疫电泳及血涂片、ANCA、ds - DNA 等检查。其中不包括增强 CT，因为该检查对于诊断本患者的疾病并不是必需的。

100. C 根据题干描述，患者已完成肾穿刺活检检查，下一步较有意义的病理染色是 IgG 及 IgG4 免疫组化染色。这可以帮助确定是否存在 IgG4 相关性疾病，因为 IgG4 相关性疾病的诊断依赖于组织病理学和免疫组织化学的结果。

全真模拟试卷（六）答案解析

一、单选题

1. D 正常成年人的肾位于腹膜后隙，脊柱两侧，贴靠腹后壁的上部，属腹膜外位器官，左、右各一，形似蚕豆。左肾上端平对第11胸椎下缘，下端平第2~3腰椎椎间盘之间，右肾上端平对第12胸椎下缘，下端平第3腰椎下缘，即右肾低于左肾。新鲜肾为红褐色。正常成年男性肾脏的平均长、宽、厚约为10cm×5cm×4cm，平均重量为134~148g。肾窦是指肾脏内部的一个凹入部分，包含肾盂、肾血管和神经等结构。

2. A 体位性蛋白尿是一种特殊类型的蛋白尿，其特点是蛋白尿的出现与体位的改变有关。通常在直立位时，尿液中的蛋白质会增加，而在卧位时，尿液中的蛋白质会减少或消失。体位性蛋白尿在青春发育期青少年中较为常见。这是因为在这个年龄段，身体发育和生理变化较快，肾小球滤过膜的通透性可能会发生暂时性的改变，导致蛋白质从尿液中滤过。生育年龄已婚女性（选项B）通常与妊娠相关的蛋白尿有关，而不是体位性蛋白尿。儿童（选项C）在某些情况下可能出现体位性蛋白尿，但青春发育期青少年更常见。青壮年（选项D）和中老年（选项E）也可能出现体位性蛋白尿，但青春发育期青少年更常见。

3. A 尿 β_2-微球蛋白经肾小球滤过后，几乎全部从近曲小管重吸收，因此尿中 β_2-微球蛋白升高提示近曲小管功能受损。

4. C 管型是由肾小管上皮细胞和其他物质形成的管状结构，可以在尿液中观察到。不同类型的管型反映了不同的肾小管功能和病理情况。尿中管型的出现表示蛋白质或细胞成分在肾小管内凝固、聚集，其形成与尿蛋白的性质和浓度、尿液酸碱度及尿量密切相关。透明管型是一种无颗粒物质的管型，通常由肾小管上皮细胞脱落形成。在清晨浓缩尿中，透明管型可能会偶见，这是因为尿液浓缩后，肾小管上皮细胞脱落的管型在尿液中更容易观察到。

5. D 选项A是保护肾脏健康的重要措施，可以通过控制血压、控制血糖、避免使用肾毒性药物等方式来减少对肾脏的损害。选项B，定期的检查可以及时发现肾功能的变化和其他异常，以便调整治疗方案。选项C，扁桃体炎可能与隐匿型肾小球肾炎的发作相关，因此对于存在扁桃体炎的患者，可以考虑进行扁桃体摘除术以减少发作的可能性。选项D，隐匿型肾小球肾炎是一种肾小球疾病，虽然大部分患者没有明显症状，但仍然需要进行监测和治疗以避免进一步的肾脏损伤。选项E，中医药辨证施治在一定程度上可以作为辅助治疗手段。

6. A 膜性肾病是一种常见的肾小球疾病，其特征是肾小球基底膜的弥漫性增厚和电子密度增加。膜性肾病通常表现为蛋白尿和低蛋白血症，但往往没有肉眼血尿。这是因为膜性肾病主要影响肾小球基底膜，而不涉及肾小球毛细血管壁的破坏。

7. E 轻微病变性肾小球肾炎是一种肾小球疾病，其病理特点是肾小球球囊脏层上皮细胞足突融合。这种融合导致了肾小球滤过膜的通透性增加，使得蛋白质等大分子物质易于通过滤过膜进入尿液，导致蛋白尿的出现。

8. D AL 型淀粉样变性是由于免疫球蛋白轻链的异常沉积而引起的。这些异常沉积可以影响多个器官和组织，包括心脏。在 AL 型淀粉样变性中，免疫球蛋白轻链在心肌中沉积，导致左心室肥厚和心力衰竭的发生。心力衰竭是 AL 型淀粉样变性患者最常见的死亡原因之一。

9. C 成人型多囊肾是一种常染色体显性遗传的肾脏疾病。它的特征是在肾脏中形成多个囊肿，导致肾功能逐渐下降。成人型多囊肾通常在成年人中发病，具有家族聚集性。其他选项中，过敏性紫癜肾炎、狼疮性肾炎、高尿酸血症肾病和肾淀粉样变性并非常染色体显性遗传性肾病。

10. D 血浆置换由于可清除患者循环中潜在的毒性物质，因此较血浆输入疗效更好。

11. E 单侧肾动脉狭窄会导致受累肾脏的血流减少，激活肾素-血管紧张素-醛固酮系统（RAAS），进而引起血压升高。ACEI 是一类能够抑制 ACE 酶活性的药物，能够抑制血管紧张素 II 的生成，从而降低血管紧张素 II 对血管的收缩作用，减少血管阻力，降低血压。此外，ACEI 还能够降低血浆醛固酮水平，减轻醛固酮对肾小管的作用，从而促进利尿和盐水排泄，减轻体液潴留。因此，ACEI 是首选的降压药物，能够降低血压，改善肾动脉狭窄引起的高血压。

12. B 高血压合并反复发作的速发型肺水肿最常见于双侧肾动脉狭窄。双侧肾动脉狭窄会导致肾功能减退和钠潴留，引起血容量增加和血压升高。当血压升高到一定程度时，会使肾小球滤过率增高，导致肺循环的静水压增加，最终引发速发型肺水肿。

13. C 急性过敏性肾小管间质性肾炎重症者早期应用糖皮质激素 30～40mg/天，必要时 1mg/（kg·d），待病情好转后逐渐减量，疗程为 2～3 个月。

14. D 在 IgG4 相关性肾病的发病机制中，细胞毒 T 细胞、调节性 T 细胞、辅助性 T 细胞 2 和浆母细胞起着重要的作用。尚无关于中性粒细胞在 IgG4 相关性疾病中作用的报道及机制研究。

15. A 血尿为 Alport 综合征患者最常见的症状，且大多数为肾小球源性血尿。

16. E 妊娠期急性肾盂肾炎的治疗疗程通常至少为 21 天。这是因为妊娠期急性肾盂肾炎的病原菌往往比较顽固，需要较长时间的治疗来完全清除感染。同时，长疗程也可以预防感染的复发。

17. B 肝肾综合征是一种严重的并发症，特点是在肝功能受损的情况下出现急性肾损伤。骨髓移植后，可能会出现移植物抗宿主病（GVHD）等并发症，导致肝功能受损，进而引发肝肾综合征。肝肾综合征的发生机制复杂，涉及多种因素，包括肝脏和肾脏的血液供应不足、炎症反应、内毒素等。选项 A、C、D、E 在骨髓造血干细胞移植后也可能出现急性肾损伤，但肝肾综合征是最常见的原因。

18. D CKD 患者铁缺乏的主要原因是多种因素导致的铁的丢失或吸收不足，如消化道出血、透析器及管路残留血液、患者进食较少以及注射 rHuEPO 等。铁调素表达减少可能会影响铁的调控，但它本身并不是导致铁缺乏的主要原因。

19. E 永久性血管通路通常分为自体动静脉内瘘、移植血管内瘘。目前最常采用的是自体动静脉内瘘和聚四氟乙烯人造血管内瘘。美国肾脏病基金会 KDOQI 指南建议优先选择自体动静脉内瘘。

20. E 发生对比剂肾病的危险因素包括老年、糖尿病肾病、脱水状态和充血性心力衰竭。而单纯肾囊肿不是发生对比剂肾病的危险因素，选项 E 为正确答案。

21. C 患者的临床表现和检查结果提示可能患有慢性肾炎。慢性肾炎是一种肾小球和肾小管的慢性炎症性疾病，常伴有蛋白尿、血尿、高血压和肾功能损害等表现。

22. A 肾病综合征特征之一是肾小球基底膜的异常。在电镜下观察，肾小球基底膜的增厚是肾病综合征的常见表现。在肾小球基底膜增厚的情况下，最常见的电镜检查表现是基底膜与脏层上皮细胞间的沉积物内见基底膜钉状突起。这些基底膜钉状突起是由于沉积物在基底膜上的聚集所致。

23. E 患者有双下肢水肿、腹水、血红蛋白升高，血浆白蛋白降低，血肌酐升高，以及左肾体积增大。这些表现与肾静脉血栓形成相一致。肾静脉血栓形成可以导致肾血流受限，引起肾功能损害、水肿和腹水。

24. B 根据题目描述，肾移植术后移植的肾脏出现坏死、青紫，可以推测是发生了超急性排斥反应。超急性排斥反应是一种非常严重且迅速发展的排斥反应，通常在肾移植手术后的几分钟到几小时内发生。它是由于受体体内存在针对供体的特异性抗体，这些抗体与移植物中的抗原结合形成免疫复合物，导致血管内皮损伤和血栓形成，最终导致供体肾脏血液供应不足，出现坏死和青紫的表现。

25. E 根据患者的临床表现与检查结果，最可能的诊断是小动脉性肾硬化症。小动脉性肾硬化症是一种慢性肾脏疾病，常见于中老年人。它是由于肾小动脉和动脉细支的硬化和狭窄造成肾脏血流减少，进而导致肾功能受损。典型的临床表现包括高血压、夜尿增多、尿比重轻微降低等。

二、多选题

26. BCDE 急性肾盂肾炎的病理变化包括：肉眼观肾肿大、充血，表面散在大小不等的脓肿；切面上肾盂黏膜充血，可见脓性物、出血点、积脓，髓质可见黄色条纹伸向皮质。镜下观肾盂黏膜充血、水肿，大量中性粒细胞浸润，坏死、出血。肾间质充血、水肿，大量中性粒细胞浸润，伴脓肿形成。肾小管、集合管积脓，肾小球病变轻。

27. ACDE 慢性扁桃体炎可能是毛细血管内增生性肾小球肾炎的诱因之一，扁桃体切除术可以减少扁桃体感染对肾小球的影响，有助于疾病的治疗和预防，选项 A 正确。对于毛细血管内增生性肾小球肾炎患者来说，激素和细胞毒药物对治疗的效果并不明确，可能出现副作用，选项 B 错误。急性肾衰竭是毛细血管内增生性肾小球肾炎的严重并发症之一，当患者出现急性肾衰竭时，血液透析是一种常用的治疗方法，可以帮助清除体内的毒素和废物，维持体液平衡，选项 C 正确。在毛细血管内增生性肾小球肾炎的急性期，患者通常需要卧床休息，以减轻肾脏的负担。此外，低盐饮食也有助于控制血压和减少水肿，选项 D 正确。肾病综合征是毛细血管内增生性肾小球肾炎的常见并发症，肾活检是确诊肾病综合征的关键方法，可以帮助医生确定病变的类型和严重程度，从而指导治疗方案的制定，选项 E 正确。

28. ABCE Ⅱ型 RPGN 特征是急性肾衰竭和肾小球内新月体形成。IgA 肾病是一种常见的肾小球疾病，部分病例可表现为急进性肾炎，形成新月体，继而进展为Ⅱ型 RPGN。膜增生性肾小球肾炎是一种原发性肾小球疾病，也可表现为急进性肾炎，形成新月体。狼疮性肾炎是系统性红斑狼疮（SLE）的一种肾脏损害类型，可表现为Ⅱ型RPGN。过敏性紫癜肾炎是一种过敏性肾小球肾炎，常见于感染后或由药物过敏引起，也可表现为急进性肾炎，形成新月体。Wegener肉芽肿是一种系统性坏死性血管炎，常累及肾脏，但通常表现为Ⅲ型RPGN（坏死性肾小球肾炎）而非Ⅱ型RPGN。

29. ABCD 冷球蛋白血症肾外表现为紫癜，坏死性皮肤损害，雷诺现象，神经炎，荨麻疹，关节痛，发热，肝、脾肿大，腹痛，血管炎等。红细胞沉降率增快，类风湿因子（+），血清补体降低，可有循环免疫复合物，冷球蛋白试验（+）。

30. ABCD 肾动脉狭窄的临床表现主要包括肾血管性高血压和缺血性肾脏病。肾血管性高血压是继发性高血压的常见原因之一，特点如下：血压正常者出现高血压后迅速进展；原有高血压者血压近期迅速恶化，舒张压明显升高，重症患者可出现恶性高血压，部分患者反复发作急性肺水肿。15%的患者因血浆醛固酮增多，可出现低钾血症。缺血性肾脏病主要临床表现为肾功能进行性减退，首先出现夜尿增多、尿比重及渗透压降低，而后出现血清肌酐增高，尿常规表现为轻度蛋白尿，可出现少量红细胞及管型；后期肾脏体积缩小，两肾大小常不对称；可伴或不伴肾血管性高血压。

31. ABD 不明原因的尿崩症应与高血钾型肾小管性酸中毒相鉴别，后者包括高氯性代谢性酸中毒、肾衰竭和尿液酸化功能障碍（尿HCO_3^-排出量增加，但尿HCO_3^-排出量<10%滤过量，尿铵减少）。

32. ABCDE 自身免疫性疾病（如干燥综合征和系统性红斑狼疮）、药物（马

兜铃酸）、感染（如肾盂肾炎和乙型肝炎病毒感染）等都是继发性肾小管酸中毒的常见病因。

33. AB 对于Alport综合征患者，免疫球蛋白（如IgG、IgA）和补体（如C3）通常呈阴性，即在免疫荧光染色中不会显示阳性沉积。而IgM和C3的颗粒样沉积在系膜区和（或）沿GBM是Alport综合征的典型特征。IgA沿GBM呈颗粒样沉积和C在系膜区呈颗粒样沉积不是Alport综合征的典型表现。

34. ABD Fabry病是一种溶酶体贮积病，由于α-半乳糖苷酶A（α-GAL A）的缺乏或活性降低导致糖脂的异常堆积。在肾小球的光镜检查中，常见的改变包括肾小球足细胞体积增大，这是由于溶酶体贮积导致的。胞质空泡化、泡沫样变性是Fabry病的光镜特征之一。由于溶酶体贮积，肾小球足细胞内出现胞质空泡和泡沫样变性。整个肾小球呈蜂窝状是Fabry病晚期的表现，在肾小球进行性纤维化和萎缩后出现。这是由于长期的溶酶体贮积损害了肾小球的结构和功能。肾小球足细胞体积缩小在Fabry病中并不常见。

35. ABCD 慢性肾盂肾炎的诊断包括：①有反复发作的尿路感染史，曾有过尿频、尿急、排尿疼痛等症状；②早期即有肾小管功能减退，经过治疗症状消失后，肾小管功能仍未恢复（浓缩功能差、尿比重低等），晚期表现为慢性肾衰竭；③静脉肾盂造影显示肾盂肾盏变形、缩窄，肾实质变薄，输尿管扩张，位于肾脏上下极的瘢痕对慢性肾盂肾炎的诊断具有特征性意义；④肾外形凹凸不平，两肾大小不一。需要注意的是，尿频、尿急和尿痛是尿路感染的常见症状，但这些症状并无特异性，也可见于其他泌尿系统疾病，如膀胱炎、尿道感染等。因此，仅凭这些症状不能直

接确定慢性肾盂肾炎的诊断，还需要进一步的临床评估和检查。

36. ACE 梗阻性肾病的血生化检查可见，梗阻早期可无明显改变，晚期致肾功能不全时，可见血肌酐、血尿素氮增高，二氧化碳结合力及血钙降低，血磷增高。

37. ABCDE 特发性产后急性肾损伤是一种目前尚未找到原因的急性肾损伤，仅出现在产后，常发生在产后第 1 天至数月。临床表现为正常妊娠和分娩后出现少尿甚至无尿，同时伴明显的微血管内溶血性贫血和出凝血系统障碍，如血小板减少和血红蛋白尿等，其临床表现与产后溶血尿毒症综合征完全相同。产后急性肾损伤的治疗主要在于早期诊断，一旦诊断明确，尽早行血液透析，必要时进行血浆置换治疗。随着血液透析和血浆置换治疗方法的应用，死亡率已明显下降。糖皮质激素冲击治疗可使一部分患者得到缓解，但有待进一步研究证实。

38. ABC 肝肾综合征是指在肝硬化的基础上发生的肾脏功能损害，肾动脉造影显示肾血管收缩是其典型表现之一，而肾组织病理学检查通常无明显异常。对于肝肾综合征的患者，肝移植是治疗的主要方法，可以有效恢复肝脏功能，并改善肾脏功能。在进行肝移植手术时，肝肾综合征患者的肾脏可以被移植给慢性肾衰竭的患者，从而实现器官的多重利用。肝肾综合征的预后通常较差，因为其病情严重且需要进行复杂的肝移植手术。肝肾综合征的治疗中，持续扩容治疗可以通过输注液体来增加血容量，改善肾脏灌注，但并不能完全逆转肾脏功能损害。因此，持续扩容治疗的效果有限。

39. ABCD 慢性肾衰竭时，肾脏无法有效调节水、电解质的平衡，导致水潴留和电解质紊乱，如钠、钾、钙等的浓度异常，选项 A 正确。肾脏是尿酸的主要排泄器官，慢性肾衰竭时肾脏无法有效排出尿酸，导致尿酸在血液中积聚，引起高尿酸血症，选项 B 正确。慢性肾衰竭时，肾脏无法有效排出体内的酸性代谢产物，导致体内酸碱平衡失调，出现代谢性酸中毒的情况，选项 C 正确。慢性肾衰竭时，肾脏无法有效排出体内的氮代谢产物，如尿素氮和肌酐等，导致它们在体内潴留，产生尿毒症症状，选项 D 正确。慢性肾衰竭时，肾脏对葡萄糖的重吸收能力下降，导致血糖水平升高，使得糖耐量减低，选项 E 不正确。

40. ABCD 尿毒症毒素的积聚会对心肌产生直接的损害，导致心肌病的发生。此外，尿毒症还会引起电解质紊乱，包括血钙水平升高，导致钙在心肌的沉积，进一步损害心肌功能。高血压是尿毒症性心肌病的常见原因之一。长期未得到控制的高血压会导致心脏负荷过重，逐渐损害心肌功能。贫血会导致心脏供氧不足，进而影响心肌的正常功能。进食差可能会导致营养不良，对心肌健康产生一定的影响，但不是导致尿毒症性心肌病的主要原因。

41. ABCE 红细胞生成刺激素的不良反应包括高血压、癫痫、透析通路血栓、高钾血症、高钙血症、肌痛及输液样反应、内膜增生和随后的血管狭窄、深静脉血栓、皮疹、心悸、过敏反应、虹膜炎样反应、脱发等。

42. AC 可用来分类诊断慢性肾病时的骨异常的指标包括转换、矿化、骨量；骨形成率、骨胶原的钙化情况、骨组织所占总组织的比例。

43. ABCE 腹膜透析处方的制定需要考虑多个因素。患者的体表面积是一个重要的因素，因为透析剂量的选择与患者的体表面积密切相关。残肾功能也是一个重要的因素，因为透析剂量的选择需要根据患者的残肾功能进行调整。腹膜转运特性指的是腹膜对溶质的吸收和清除能力，不同的腹膜转运特性可能需要采用不同的透析液成分和浓度。患者的生活状态也需要考虑，包括患者的工作情况、家庭状况、日常活动水平等，以确定透析模式和时间安排。患者的主观意愿也可以作为决定腹膜透析处方的一个因素，但并不是主要因素。在制定透析处方时，医生需要综合考虑患者的病情、生活状态和医学指标等多个因素，以确定最合适的透析处方。

44. ABCD 连续性肾脏替代治疗的适应证包括重症急性肾损伤伴血流动力学不稳定和需要持续清除过多水或毒性物质，如慢性肾衰竭合并急性肺水肿、心力衰竭、尿毒症脑病和血流动力学不稳定。急性肺水肿是一种严重的呼吸系统疾病，可能需要连续性肾脏替代治疗来支持肾脏功能，同时清除体内过多的水分。心力衰竭是一种心脏功能不全的疾病，可能导致液体滞留和水肿，需要连续性肾脏替代治疗来清除过多的水分。尿毒症脑病是由尿毒症引起的中枢神经系统功能异常的病症，需要连续性肾脏替代治疗来清除血液中的代谢废物和毒素，改善尿毒症脑病的症状。血流动力学不稳定指患者的血流动力学状态不稳定，可能需要连续性肾脏替代治疗来支持肾脏功能和维持血流动力学的稳定。

45. ABC CD3 单克隆抗体是一种针对淋巴细胞表面的 CD3 抗原的抗体，可以抑制淋巴细胞的活化和增殖，从而减轻细胞介导的排斥反应。抗淋巴细胞或胸腺细胞免疫球蛋白是通过抑制淋巴细胞的功能来减轻排斥反应的。这些免疫球蛋白可以通过静脉注射来给予。大剂量甲泼尼松龙可以抑制免疫反应，减轻排斥反应的症状和损害。通常，这种治疗方法被用于控制

急性排斥反应。CD20 单克隆抗体是一种针对 B 淋巴细胞表面的 CD20 抗原的抗体，可以抑制 B 淋巴细胞的功能和增殖。这种治疗方法通常用于控制抗体介导的排斥反应。血浆置换是通过将患者的血浆与新鲜血浆或其他替代物进行置换，以清除体内的免疫复合物和其他炎症介质，减轻排斥反应的症状和损害。

46. AC 铅可经呼吸道、消化道、皮肤吸收，分布于人体各组织，含量较高的组织为肾和肝。

47. ABCD 慢性铅中毒可对多个系统造成损害，包括神经系统、造血系统和消化系统等。

48. ABCD 在肾功能不全时，胰岛素、亚胺培南、甲状旁腺激素（PTH）和胰高血糖素的灭活减少，体内浓度增高。因此，选项 A、B、C、D 都是正确的答案。选项 E 氨苄西林的灭活与肾功能无关，因此错误。

三、共用题干单选题

49. E 患者有长期的糖尿病病史，出现了尿蛋白大于 $300\mu g/min$ 的蛋白尿，这是糖尿病肾病的典型表现。

50. D 患者有长期的糖尿病病史，出现了眼睑及下肢水肿，这是糖尿病肾病进展到Ⅳ期的表现，也称为肾功能不全期。

51. E 卡格列净是一种新型的糖尿病肾病治疗药物，可以通过抑制肾小球滤过膜上的 SGLT2 通道，减少尿蛋白的排泄。它已被证实可以有效减轻糖尿病肾病患者的尿蛋白水平。

52. E 立卧位血压、腹部血管杂音、库欣面容、甲状腺触诊均为高血压患者查体要点。肺部听诊通常不是高血压和肾脏疾病的常规查体要点。

53. B 患者有长期高血压病史，伴有夜尿增多和尿蛋白阳性，肾功能异常，但

B 超显示双肾大小和形态正常，这符合良性小动脉性肾硬化的特点。

54. A 首选 ACEI 或 ARB 类降压药物，如血压控制不达标可加用 CCB 类降压药，利尿剂可以减轻容量负荷，有助于血压控制。

55. A 患者的既往病史中有炎症性肠病和长期激素治疗的情况，这些因素可能导致草酸钙结石的形成。

56. C 根据患者的症状和既往病史，进行尿常规、CT、24 小时尿生化分析以及血生化等评估是有必要的，但肾动态对此无特异性帮助。

57. B 碱化尿液通常适用于尿酸结石的预防，而不适用于草酸钙结石。对于该患者，应该采取减少高草酸食物的摄入、大量饮水、控制维生素 C 的摄入以及控制动物蛋白的摄入等措施来预防结石的反复发作。

58. B 患者有慢性肾小球肾炎病史 10 年，血红蛋白降低，肌酐显著升高，这些都提示肾功能严重受损至衰竭，符合慢性肾脏病（CKD）G5 期（GFR 分期）的特点。

59. B 在慢性肾衰竭时，肾脏无法有效排出磷酸盐，导致血磷升高，同时肾脏也无法合成足够的活性维生素 D 来促进钙的吸收，导致血钙降低，因此高磷低钙血症是慢性肾衰竭的常见表现。

60. C ACEI 类药物可以降低血压，但它们也会抑制醛固酮的分泌，从而抑制钾的排泄和钠的保留，进一步增加血钾水平。在高钾血症的患者中，使用 ACEI 类药物可能会加重高钾血症，并导致严重的心律失常。

61. A 患者在血透开始后 1 小时出现畏寒、发抖和全身发热，未透析时体温正常，这符合致热原反应的特点。致热原反

应是由于透析过程中患者与透析器之间的免疫反应引起的，通常在透析开始后 1～2 小时内发生。

62. A 由于致热原反应是一种免疫反应，与导管本身无关，因此更换导管不会改变患者的症状。

63. B 如果患者发生导管相关血流感染，经导管血培养阳性，最可能的致病菌是金黄色葡萄球菌。导管相关血流感染常见的致病菌包括金黄色葡萄球菌、表皮葡萄球菌等，其中金黄色葡萄球菌是最常见的致病菌之一。

64. D 根据患者的既往病史、手术过程以及术后肾功能恶化，最可能的诊断是对比剂肾病（CIN）。患者具有多个危险因素，包括下肢动脉硬化闭塞症术后、糖尿病和高血压，同时进行了肾动脉介入造影 + 支架植入术和颈动脉 CTA 检查，这些均为对比剂使用的情况。术后血肌酐升高，符合对比剂肾病的表现。

65. D 血液透析是一种人工替代肾功能的治疗方法，可以有效清除体内的有害物质，维持体液平衡和电解质平衡。其他选项如利尿治疗、继续水化治疗、ACEI/ARB 类药物治疗和多巴胺受体激动剂治疗都不能有效解决患者的肾功能恶化和尿量减少的问题。

四、案例分析题

66. ABCD 糖化血红蛋白用于评估患者的长期血糖控制情况。泌尿系超声用于评估肾脏结构和功能，检查是否存在泌尿系问题。肾功能包括血清肌酐和尿素氮等指标，用于评估肾脏功能是否受损。尿白蛋白肌酐比用于评估尿蛋白排泄情况，判断是否存在肾脏损伤。其他选项不适用于该患者的病情评估。腹部 CT、PET - CT 和肾动态显像等检查在特定情况下可能会用到，但不是首选的常规检查项目。血清补

体和 ANCA 检查主要用于自身免疫性肾炎的诊断，根据题干描述，暂时没有明确的自身免疫性肾炎的症状和体征。

67. ABE 选项 A，患者有糖尿病病史，尿蛋白阳性，尿白蛋白肌酐比值增高，糖化血红蛋白也升高，这些指标都提示肾脏受损。选项 B、E，尿蛋白阳性和尿红细胞增多可能是由于其他非糖尿病肾脏疾病引起的。根据题干所给信息，其余各选项均错误。

68. BCD 选项 A，根据给出的病理报告，免疫荧光检查中 IgA 阴性，不符合 IgA 肾病的典型病理特征。选项 B，患者有糖尿病病史，病理表现显示肾小球中有球性硬化，系膜区重度增生，肾小管萎缩和间质纤维化，这些都是糖尿病肾脏病的特征。选项 C，根据病理报告中描述的肾小球病变，可以判断为Ⅱb级，即系膜区重度增生。选项 D，根据病理报告中描述的肾小管萎缩和间质纤维化，评分为 1 分。选项 E，根据给出的病理报告，免疫荧光检查中 IgA 阴性，不支持糖尿病肾病合并 IgA 肾病的诊断。选项 F，给出的病理报告中未提及动脉玻璃样变的程度，因此无法判断动脉玻璃样变的评分。选项 G，给出的病理报告中未提及间质炎症的程度，因此无法判断间质炎症的评分。选项 H，给出的病理报告中未提及大血管动脉硬化的程度，因此无法判断大血管动脉硬化的评分。

69. ABFH 糖尿病肾病的治疗首要目标是控制血糖，通过调整降糖药物来控制患者的血糖水平。高血压是糖尿病肾病的常见并发症，因此降低血压是治疗的重要措施，可以通过药物治疗、饮食控制和生活方式改变等方式来达到降血压的目的。预先造瘘通常是在透析治疗前进行的准备措施，根据题干描述的病情，患者并未明确需要透析治疗，因此预先造瘘不是治疗

方案之一。透析疗法在糖尿病肾病严重的患者中可能需要考虑，但根据题干描述的病情，患者并未明确需要透析治疗。免疫抑制剂主要用于治疗免疫相关的疾病，根据题干描述的病情，并没有提到免疫相关的问题，因此免疫抑制剂不是治疗方案之一。尿蛋白是糖尿病肾病的主要特征之一，通过药物治疗和控制血糖、血压等因素，可以减少尿蛋白的排泄。糖皮质激素冲击治疗通常用于某些肾脏疾病，如急性肾小球肾炎，而不是糖尿病肾病的常规治疗。运动对于控制血糖和血压都有积极的作用，可以通过适当的运动来改善患者的病情。

70. C 根据题干描述，患者为糖尿病伴有双下肢水肿、泡沫尿和高血压。血管紧张素转换酶抑制剂（ACEI）或血管紧张素Ⅱ受体拮抗剂（ARB）类药物是糖尿病肾病和高血压的常用治疗药物。它们能够降低血压、减少尿蛋白的排泄，减缓糖尿病肾病的进展。μ 受体拮抗剂主要用于镇痛和镇静，与糖尿病肾病和高血压的治疗无直接关联。β 受体拮抗剂主要用于心脏病的治疗，对于糖尿病肾病和高血压的治疗并非首选药物。他汀类药物主要用于降低血脂，对于糖尿病肾病和高血压的治疗并非首选药物。利尿剂主要用于增加尿量并减少体液潴留，对于糖尿病肾病和高血压的治疗可能有辅助作用，但不是针对病因的直接治疗。钙通道阻滞剂（CCB）类药物主要用于降低血压和舒张血管，对于糖尿病肾病的治疗并非首选药物。

71. B 患者有心房颤动病史，出现左侧腰部疼痛，疼痛可牵涉至腹部及背部，性质为绞痛，伴有恶心。查体发现心律不规则，心率大于脉搏。辅助检查中腹部 CT 示左肾有一楔形未强化区。这些表现提示可能存在肾梗死，即肾血管供应不足导致的肾组织缺血。

72. ABCE 血常规、尿常规、肝功能、肾功能、电解质、凝血分析等可以提供全面的生化指标评估。肠系膜血管彩超可以评估肾血供情况，检测是否存在肾血管病变。肾动脉造影可以评估肾血管情况和是否存在梗死区域。超声心动图可以评估心脏的结构和功能，排除其他心脏疾病对肾功能的影响。

73. BCE 局部溶栓治疗可以帮助恢复肾脏的血流，并解除肾梗死引起的症状和疼痛。血流开通后，需要进行抗凝和抗血小板治疗，以预防再次发生血栓形成。常用的药物包括低分子量肝素、普通肝素、华法林和阿司匹林等。华法林是一种口服抗凝药物，用于长期抗凝治疗。在使用华法林抗凝时，需要监测国际标准化比值（INR），目标值一般为 2～3。使用肝素抗凝需要监测部分凝血活酶时间（PTT），而不是 INR。全身溶栓治疗在肾梗死的治疗中一般不是首选，因为它有更高的出血风险。华法林可以单独使用进行长期抗凝治疗。

74. C 肾梗死导致的新发高血压常可自行消退，选项 A 叙述正确。血肌酐持续升高可能是肾功能受损的表现，如果严重到需要透析治疗的程度，急诊透析可能是必要的。肾穿刺活检可以帮助排除肾脏基础疾病，确定病因，选项 B 叙述正确。由于该患者的血肌酐升高，说明肾功能已经受损，ACEI 和 ARB 在肾功能受损时可能会进一步损害肾脏，因此不推荐使用，选项 C 叙述错误。β 受体阻滞剂和钙通道阻滞剂是降压治疗的常用药物，可以用于控制高血压，选项 D 叙述正确。硝普钠是一种静脉用药，可以快速降低血压，可用于急性高血压的治疗，选项 E 叙述正确。肾功能的恢复与患者肾脏的储备功能有一定的相关性，肾脏储备功能越好，恢复的可

能性越大，选项 F 叙述正确。

75. C 根据患儿的症状描述，腹痛和血样腹泻，以及查体发现弥漫性压痛和肝、脾大，结合儿童的年龄，最可能的诊断是急性出血性大肠炎。传染源食物的选项中，最可能的是生牛乳。生牛乳可能被污染，含有致病菌，如沙门菌、大肠埃希菌等，进食后可引起急性出血性大肠炎。

76. C 根据患儿的症状描述，如腹痛，血样腹泻，体温升高，腹部压痛，肝、脾大，以及实验室检查结果显示血肌酐和 BUN 升高，尿蛋白阳性，可以考虑该患儿出现了溶血性尿毒综合征（HUS）。溶血性尿毒综合征是一种罕见但严重的肾脏疾病，常见于细菌感染引起的急性出血性腹泻，其中痢疾杆菌是最常见的病原体之一。溶血性尿毒综合征的特征包括溶血性贫血、血小板减少和肾脏损伤。主动脉炎、吉兰－巴雷综合征、肠系膜淋巴结炎、反应性关节炎、过敏性紫癜和囊状动脉瘤在这种情况下不太可能出现。

77. C 溶血性尿毒综合征是一种罕见但严重的肾脏疾病，常见于细菌感染引起的急性出血性腹泻，其中痢疾杆菌是最常见的病原体之一。DIC 是一种严重的出血和血栓形成的疾病，其特征是血管内凝血和广泛的血小板活化。在 HUS 患儿中，DIC 可能是由于病原菌产生的毒素引起的，导致血小板减少和凝血功能紊乱。

78. C 血清 BUN 水平的升高是肾功能受损的指标之一。当血清 BUN 水平达到 60mmol/L 时，通常表示患者的肾功能已经严重受损，需要进行透析治疗。血钠 122mmol/L、血碳酸氢盐 15mmol/L、血钾 5.3mmol/L、血红蛋白 80g/L 和血小板计数 $<20×10^9/L$ 在这种情况下不是透析的最强适应证。

79. A 根据患者的高血压病史和血压

控制不佳的情况，以及左腹部可闻及血管杂音，肾动脉狭窄是最可能的原因。肾动脉狭窄可以导致高血压的发生和难以控制。

80. C 肾动脉造影是一种可直接观察肾动脉狭窄的方法，可以确定狭窄的程度和位置。

81. C 肾动脉狭窄的治疗包括生活方式的干预、药物治疗和肾动脉重建。其中药物治疗包括抗高血压治疗、调脂治疗、抗血小板治疗。糖皮质激素不是肾动脉狭窄的治疗方法，它主要用于其他疾病的治疗，如过敏反应、自身免疫性疾病等。

82. D 出现以下情况时，提示肾功能严重受损，血管重建很可能难以改善患肾功能，应视为相对禁忌证：①患肾长径≤7cm；②Sc_r≥265μmol/L；③患肾 GFR≤10ml/（min·1.73m^2）；④肾内动脉阻力指数≥0.8；⑤超声、CTA 或 MRA 显示肾实质有大片无灌注区。

83. EG 抗核抗体（ANA）是系统性红斑狼疮的常见检查指标，阳性结果提示可能存在自身免疫性疾病。抗双链 DNA 抗体是系统性红斑狼疮的特异性抗体，阳性结果可以支持诊断。红细胞沉降率和类风湿因子（RF）的阳性结果并不特异，不能用于系统性红斑狼疮的确诊。狼疮细胞是系统性红斑狼疮的典型细胞改变，但并非所有患者都有阳性结果。尿蛋白和抗中性粒细胞胞浆抗体（ANCA）的阳性结果并不特异，不能用于系统性红斑狼疮的确诊。库姆斯试验是自身免疫性溶血性贫血的检查方法，不能用于系统性红斑狼疮的确诊。血小板计数和白细胞计数的结果可以受到多种因素的影响，因此并不能用于确诊系统性红斑狼疮。

84. C 抗 Hu 抗体是与神经系统疾病相关的自身抗体，与系统性红斑狼疮的精神状况有关。选项 A，抗 RNP 抗体，与混合性结缔组织病相关。选项 B，增殖细胞核抗原（PCNA），与细胞增殖相关，与系统性红斑狼疮精神状况无直接关系。选项 D，抗 SSA 抗体，与干燥综合征相关。选项 E，抗 Jo－1 抗体与多发性肌炎和皮肌炎相关。选项 F，抗 Scl－70 抗体与系统性硬化症相关。

85. AF 抗核抗体（ANA）是系统性红斑狼疮的常见检查指标，阳性结果提示可能存在自身免疫性疾病。斑点型阳性表示抗体与细胞核特定区域结合，是活动期的表现。系统性红斑狼疮活动期时，免疫复合物的产生和沉积增加，导致循环免疫复合物（CIC）水平升高。抗 SSA 抗体是与系统性红斑狼疮相关的一种抗体，但阳性结果并不一定表示活动期的疾病。C3、总补体溶血活性（CH50）水平降低是非特异性的指标，不能单独用于判断系统性红斑狼疮的活动期。抗 Sm 抗体是系统性红斑狼疮的特异性抗体，但阳性结果并不一定表示活动期的疾病。抗 RNP 抗体是与混合性结缔组织病相关的抗体，与系统性红斑狼疮活动期无直接关系。

86. D 根据患者的病史和实验室检查结果，该患者最可能的诊断是系统性红斑狼疮。系统性红斑狼疮常表现为全身性症状，包括发热、肌痛、关节痛和口腔溃疡。实验室检查结果显示白细胞计数降低、贫血、尿红细胞和尿蛋白阳性，与系统性红斑狼疮的肾脏损害相符。

87. BF 根据患者的症状和实验室检查结果，最可能的诊断是系统性红斑狼疮（SLE）。SLE 是一种自身免疫性疾病，常见症状包括发热、全身肌痛、关节痛和口腔溃疡。实验室检查结果显示白细胞计数降低、贫血、尿红细胞和尿蛋白阳性，这些也是 SLE 的常见表现。因此，对于该患者，最需要进行的检查是抗核抗体水平和抗双链 DNA 抗体水平。这些抗体是 SLE 的特异性标志物，其水平的升高有助于确诊 SLE。其他选项如腹部 CT、抗 Scl – 70 抗体水平、类风湿因子检测、尿细菌培养都不是 SLE 的首选检查。

88. A 抗核抗体是系统性红斑狼疮的常见自身抗体。

89. B 糖皮质激素是系统性红斑狼疮的一线治疗药物，可控制炎症反应。在严重病例中，联合环磷酰胺可以用于控制疾病活动。

90. E 狼疮性肾炎是系统性红斑狼疮（SLE）的一种重要表现，肾小球细胞的增生是狼疮性肾炎的典型特征之一，导致肾小球的大小和形状发生变化。狼疮性肾炎时，免疫复合物沉积在肾小球的毛细血管壁上，导致血管炎和微血栓形成，进一步损伤肾小球。狼疮性肾炎时，免疫复合物在肾小球内沉积并形成"白金耳"样结构，这是狼疮性肾炎的典型特征之一。在严重的狼疮性肾炎病例中，肾小球毛细血管襻可能出现节段性坏死。在一些病例中，狼疮性肾炎可伴随着新月体的形成，这是一种严重的病理变化。而选项 E 肾小球基底膜弥漫增厚不是狼疮性肾炎病理活动指标。

91. D 患者有颜面部皮疹、双下肢水肿和尿量减少的症状，血压升高。查体发现颜面部呈蝶翼样皮疹分布和双下肢可凹性水肿。实验室检查显示尿沉渣红细胞满视野，24 小时尿蛋白定量增高，血浆清白降低，血肌酐升高。抗核抗体和抗双链 DNA 抗体阳性，血 C3 下降。这些临床表现和实验室检查结果与系统性红斑狼疮及其肾脏损害相关。特别是尿量减少、尿沉渣红细胞增多、尿蛋白明显增加、血浆清蛋白降低和血肌酐升高，提示存在狼疮性肾炎。急性肾衰竭是由于狼疮性肾炎引起的肾功能急剧恶化。

92. ABDEFG 系统性红斑狼疮是一种慢性自身免疫性疾病，狼疮性肾炎是 SLE 的严重并发症之一，血尿是狼疮性肾炎的常见表现。狼疮性肾炎可以导致肾功能急剧恶化，出现急性肾衰竭的临床表现。血清 C3 水平下降是狼疮性肾炎的典型实验室指标之一，提示炎症反应和免疫复合物的活动。抗双链 DNA 抗体是 SLE 的特异性抗体，其阳性结果与疾病活动性相关。发热和关节痛是 SLE 的常见症状，与炎症反应和免疫系统的活动有关。狼疮脑病是 SLE 的一种严重并发症，可导致神经系统症状和病理改变。尽管蛋白尿是狼疮性肾炎的常见表现之一，但它不是 SLE 的典型活动指标。

93. C 新月体肾炎是狼疮性肾炎的一种病理类型，最主要的治疗方案是先进行静脉甲泼尼龙冲击治疗 1 ~ 2 个疗程，然后进行口服泼尼松和环磷酰胺的维持治疗。

94. DF 泼尼松是糖皮质激素的一种，常用于控制狼疮性肾炎的炎症反应和免疫系统的过度活动。利尿剂可以帮助减轻双下肢水肿和尿量减少的症状，有助于控制液体潴留。甲泼尼龙是一种糖皮质激素，冲击治疗常用于控制狼疮性肾炎的急性发作和炎症反应。在系统性红斑狼疮患者中，尽管血浆清蛋白水平降低是常见的，但输入血浆清蛋白并不是治疗 SLE 和狼疮性肾炎的常规措施。输入血浆清蛋白可能无法改善病情，反而会增加液体负荷，加重肾脏负担。环磷酰胺是一种免疫抑制剂，常用于控制狼疮性肾炎的炎症反应和免疫系统的过度活动。吗替麦考酚酯是一种非甾体抗炎药，在控制狼疮性肾炎的炎症反应和免疫系统的过度活动时并不是首选治疗药物。

95. E 对于该患者的确诊，最有利的检查是骨髓穿刺。骨髓穿刺可以用于检查骨髓中的异常细胞，以确定是否存在多发性骨髓瘤。

96. A 多发性骨髓瘤是一种恶性肿瘤，其特征是骨髓中异常浆细胞的增殖。

97. E 根据患者的症状和体征，最可能的诊断是多发性骨髓瘤。多发性骨髓瘤常见的临床表现包括贫血、骨痛和蛋白尿。患者的中度贫血、骨痛和蛋白尿与多发性骨髓瘤的临床表现相符。

98. BCDEF 选项 A，多发性骨髓瘤患者常见高钙血症，而不是低钙血症。选项 B，轻链蛋白尿是多发性骨髓瘤肾损害的常见表现，由于异常浆细胞产生的轻链蛋白在肾小球内沉积，导致肾小球损伤。选项 C，除了轻链蛋白尿，多发性骨髓瘤患者还可能出现非轻链蛋白尿，这提示淀粉样物质在肾小球内沉积。选项 D，本周蛋白（Bence - Jones 蛋白）是由多发性骨髓瘤产生的轻链蛋白，大量沉积在肾小管中可能导致进行性肾衰竭。选项 E，多发性骨髓瘤患者可能伴有高黏滞综合征，其中黏滞物质可导致肾功能损害。选项 F，多发性骨髓瘤患者可伴有高尿酸血症，高尿酸血症可导致尿酸肾病和肾功能损害。

99. A 多发性骨髓瘤是一种恶性浆细胞疾病，异常克隆浆细胞大量增殖并产生大量免疫球蛋白。这些免疫球蛋白可以超过肾小球的重吸收能力，导致蛋白负荷超过肾小管的处理能力，从而引起溢出性蛋白尿。选项 B、C、D、E、F 和 G 都不是多发性骨髓瘤导致的常见蛋白尿类型。

100. BDG 选项 B，美法仑 + 泼尼松（MP）方案是一种常用的多发性骨髓瘤治疗方案，美法仑是一种免疫调节剂，泼尼松是一种糖皮质激素，这两种药物联合使用可以控制多发性骨髓瘤的病情。选项 D，以烷化剂为基本药物的联合化疗方案是另一种常用的多发性骨髓瘤治疗方案，常用的烷化剂包括环磷酰胺和甲氨蝶呤，这些药物可以干扰癌细胞的 DNA 合成和修复，从而抑制癌细胞的增殖。选项 G，长春新碱 + 多柔比星 + 地塞米松（VAD）及相关方案是一种强化疗法，长春新碱和多柔比星是化疗药物，地塞米松是一种糖皮质激素，这些药物的联合使用可以有效控制多发性骨髓瘤的病情。选项 A、C、E 和 F 不是常用的多发性骨髓瘤化疗方案。蛋白酶抑制药联合糖皮质激素的方案通常用于治疗淋巴瘤，干扰素主要用于治疗慢性髓系白血病，CHOP 方案用于非霍奇金淋巴瘤，ABVD 方案用于霍奇金淋巴瘤。